INHALTSVERZEICHNIS

Gesunde Zelle – gesunder Körper

Ein Vorwort

Unser Körper besteht aus rund 100 Billionen Zellen. Sie sind die Basis unseres Organismus, die „Bausteine", aus denen sich unser Körper zusammensetzt. Ob Nervenzelle, Muskelzelle, Hautzelle oder Gewebezelle eines inneren Organs – jede einzelne Zelle erfüllt eine ganz bestimmte Aufgabe.

Das heißt: Jede einzelne Zelle ist wichtig für unseren Körper und unsere Gesundheit. Leider sind unsere Körperzellen vielen Angriffen ausgesetzt. Vor allem durch so genannte Freie Radikale werden Zellbestandteile geschädigt. Ist die Beschädigung zu stark, können die Zellen ihre jeweilige Aufgabe nicht mehr erfüllen. Hier ein paar Beispiele: Werden bestimmte Nervenzellen geschädigt, nimmt unser Reaktionsvermögen ab. Werden Muskelzellen geschädigt, nimmt unsere körperliche Kraft ab. Werden Hautzellen geschädigt, beschleunigt sich die Hautalterung. Werden Gewebezellen der inneren Organe geschädigt, verschlechtert sich die Funktionsfähigkeit dieser Organe.

Wir können unsere Zellen leider nicht reparieren. Sind sie stark beschädigt, sterben sie ab. Was wir aber tun können, ist, unsere Zellen widerstandsfähiger gegen Angriffe zu machen und sie in der Wahrnehmung ihrer Aufgabe zu unterstützen – und zwar mit diesen drei Maßnahmen:

1. *Versorgung mit Nährstoffen: Nur wenn wir unsere Zellen mit allen Vitalstoffen versorgen, die sie brauchen, können sie optimal arbeiten.*
2. *Unterstützung der Entgiftung: Überschüssige Freie Radikale schädigen die Zelle, deshalb müssen sie neutralisiert werden.*
3. *Stärkung der Immunabwehr: Um die Zellen vor Krankheitskeimen zu schützen, ist es wichtig, das Immunsystem zu trainieren.*

Mancher wird jetzt denken: Es müsste einen Stoff geben, der alle drei Schutz-Aufgaben für unsere Zellen auf einmal erfüllen kann. Das ist kein Wunschtraum. Diesen Stoff gibt es wirklich. In der Natur. Das sind die Enzym-Hefezellen, lebende Hefezellen, die in einem speziellen Verfahren durch Zugabe vieler Vitalstoffe und unter Sauerstoff-Zufuhr gezüchtet werden. Und diese Vitalstoffe werden aus Obst- und Gemüsesaft-Konzentraten gewonnen.

Auf den folgenden Seiten werden Sie erfahren, was die Enzym-Hefezellen so wertvoll macht, wie sie direkt auf der Zellebene unseres Körpers wirken und warum man sie auch als natürliche Frischzellen aus der Hefe bezeichnet.

TEIL 1

Hefe und Gesundheit

Was ist eigentlich Hefe?

Auf die Frage, was ist eigentlich Hefe, kann man ganz schlicht die folgende Antwort geben: Hefen sind die kleinsten Pilze der Welt! Sie bestehen aus nur einer Zelle und sind daher zugleich auch einzellige Mikroorganismen.

Pilze sind neben den Tieren und den Pflanzen eine völlig eigenständige Lebensform. Sie gehören wie alle Tiere und Pflanzen zu den Eukaryonten, das sind Lebewesen mit einem echten Zellkern und Zellstrukturen wie den Mitochondrien, von denen später noch die Rede sein wird. Das Spannende: Hefen und Menschen hatten vermutlich gemeinsame Vorfahren. Denn viele Enzyme sind bei der Hefe und beim Menschen gleich.
Da Pilze kein Chlorophyll besitzen, können sie auch keine Photosynthese durchführen. Das heißt: Sie können aus energieärmerem Stoff mit Hilfe von Licht keinen energiereichen Stoff herstellen. Um ihre Energie zu decken, müssen sie organische Substanzen verdauen. Dabei passiert Folgendes: Unter Ausschluss von Sauerstoff wird Zucker in Alkohol und Kohlendioxid gespalten. Diesen Prozess bezeichnet man als Gärung.
Hefepilze haben den Gattungsbegriff „Saccharomyces". Er setzt sich aus den griechischen Wörtern sakcharon = Zucker und mykes = Pilz zusammen. Die Gattung Saccharomyces umfasst die Mehrzahl der vom Menschen genutzten Hefen. Die bekanntesten sind die Backhefe und die Bierhefe (Saccharomyces cerevisiae). Hefe ist also nicht gleich Hefe – nicht jede Hefeart ist geeignet für die Nutzung als wertvolle Nahrungsergänzung. Hierzu zählen zum einen die unechten Hefen, die für Tierfuttermittel und technische Produktionen verwendet werden wie z. B. die Glycerinhefe oder die Futterhefe. Aber auch die Backhefen, die für Hefeteige verwendet werden, sind so für den Menschen nicht nutzbar. Denn sie würden im Darm weiter gären, wenn man sie in unveränderter Form (z. B. als Backhefewürfel) essen würde. Für Nahrungsergänzungsmittel und medizinische Hefezubereitungen werden speziell gezüchtete Hefe-Stämme verwendet. Und diese Hefepilze sind die kleinsten Heilpilze der Welt!

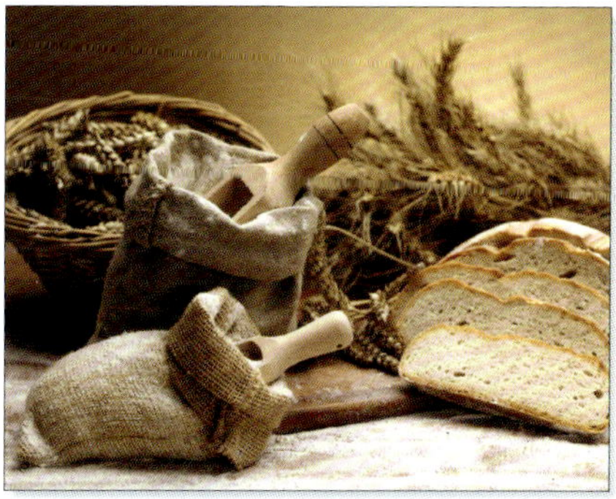

Hefe als traditionelles Naturheilmittel

Hefe hat als Heilmittel bereits eine lange Geschichte und Tradition. Man findet sie schon im ältesten Dokument der Medizingeschichte

Ägyptens, dem „Papyrus Ebers", benannt nach dem Altertumsforscher Georg Ebers, der die Schriftrolle in Theben entdeckt hatte. Darin wird Hefe empfohlen als „Mittel gegen Niedergeschlagenheit" oder „um Krankheiten in dem Bauch auszuschließen".

Der griechische Arzt Hippokrates setzte Hefe als Naturheilmittel, vor allem bei der Bekämpfung von Fieber und als Mittel gegen Diarrhö ein. Bereits in der Antike hat man Hefe gegen Hauterkrankungen, Entzündungen und Verdauungsbeschwerden genutzt. Im 1. Jahrhundert n. Chr. hat der Arzt und Pharmakologe Dioskurides Hefe als Heilmittel für verschiedene Leiden empfohlen. Auch in der persisch-arabischen Welt gilt Hefe als wichtiges Heilmittel, spätestens seitdem der bekannte Arzt Avicenna (980-1037) ihre Wirkung in seinem Lehrbuch beschrieben hat.

In der Klostermedizin des Mittelalters haben Mönche die Hefe sogar als Schutz gegen die Pest eingesetzt und einer der berühmtesten Ärzte des Mittelalters, Paracelsus (1494-1541), hat Hefe als gar „göttliche Medizin" gepriesen.

In der Weiterentwicklung der Heilkunde besonders hervorgetan hat sich jedoch die berühmte Äbtissin und Ärztin Hildegard von Bingen (1099-1179). In ihrem Gesundheitsratgeber „Causa et Curare" empfahl sie hefehaltige Getränke als Kur bei verschiedensten Erkrankungen. Ist es ein Zufall, dass nur wenige Kilometer von Bingen entfernt, in Geisenheim, einer der wichtigsten Hersteller von hochwertigen, auf Hefe basierender Naturheilmittel, die Dr. Wolz Zell GmbH ansässig ist?

Richtig nachvollzogen werden konnte die heilende Wirkung der Hefe erst, als Wissenschaftler sie genau untersuchten und darin einen hohen Anteil an Vitaminen der B-Gruppe und antibiotische Stoffe entdeckten. Die Hefezellwände wirken zudem noch immunstimulierend. Dies führt dazu, dass in der Tierzucht Fütterungsantibiotika oft durch Hefe ersetzt werden, denn Infektionen breiten sich im Tierkörper schnell aus. Auch der Gehalt an Proteinen, Mineralstoffen und Spurenelementen in der Hefe ist beachtlich. In der heutigen Zeit entfalten Hefen in vielen Nahrungsergänzungsmitteln ihren therapeutischen Nutzen.

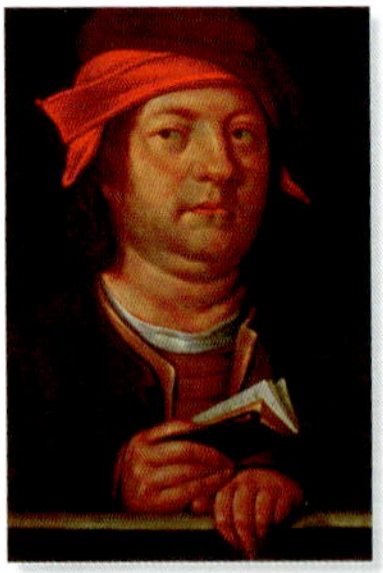

Paracelsus

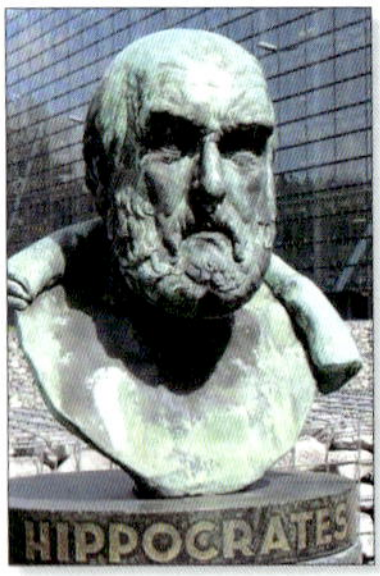

Hippokrates

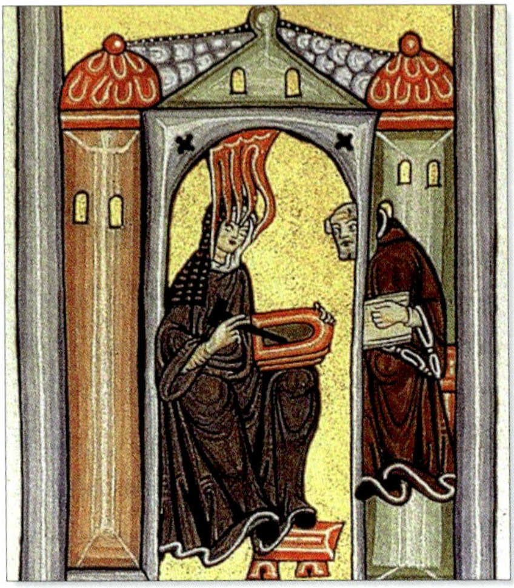

Hildegard von Bingen

Die Hefezelle als Modell für die menschliche Zelle

Hefen sind sehr vielseitige Organismen. Man kann sie nicht nur bei der Herstellung von Lebensmitteln und als Heilmittel einsetzen – sie dienen der Wissenschaft auch als Modellobjekt für das menschliche Leben. Der faszinierende Grund: Die Hefezelle ist der menschlichen Zelle erstaunlich ähnlich.

Die Hefe war der erste Organismus, bei dem die Genstruktur entschlüsselt wurde. Dabei zeigt sich, dass Hefe und Mensch sich ähnlicher sind, als man denkt. Deshalb zählt die Hefeart Saccharomyces cerevisiae zu den wenigen Lebewesen, die in der Forschung den Status eines so genannten Modellorganismus erreicht haben. Die Hefezelle ist also ein Modell, an dem Wissenschaftler Prozesse nachvollziehen können, die auch in der menschlichen Zelle stattfinden. So erforschte der US-amerikanische Wissenschaftler Dr. Lee Hartwell mit Hilfe von Hefezellen menschliche Zellteilungsprozesse und bekam dafür 2001 den Nobelpreis für Medizin.

In der Hefezelle laufen im Prinzip die glei-

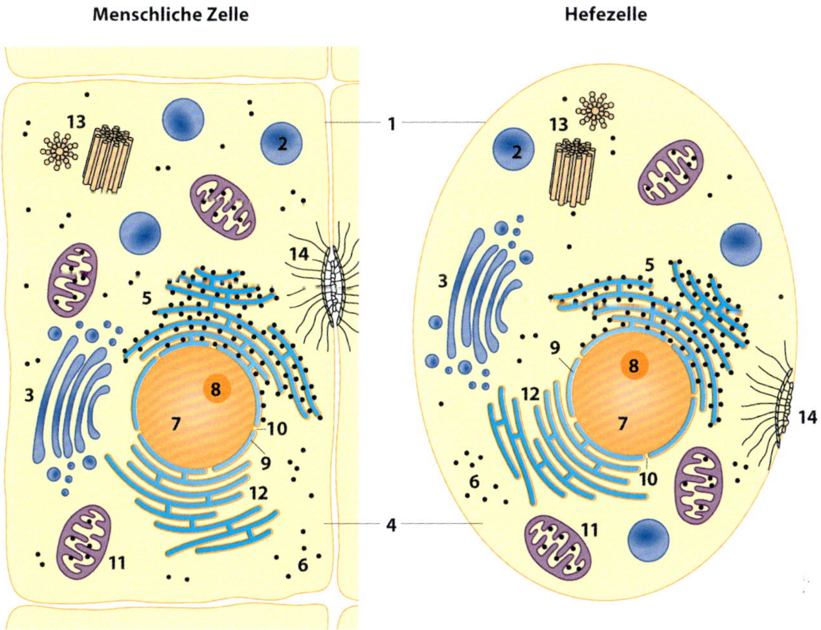

1	Zellmembran	**6**	freie Ribosomen	**11**	Mitochondrium mit Ribosomen
2	Lysosom	**7**	Zellkern	**12**	ER ohne Ribosomen
3	Dictyosom	**8**	Nucleolus	**13**	Centriol
4	Cytoplasma	**9**	Kernhülle	**14**	Desmosom
5	ER mit Ribosomen	**10**	Kernpore		

chen Reaktionen ab wie im menschlichen Organismus. Begeistert waren die Forscher auch darüber, dass die Gene der Hefe mit dem menschlichen Erbgut in weiten Bereichen viele Gemeinsamkeiten haben. Zudem sind die Hefe-Eiweißstoffe den menschlichen Proteinen sehr ähnlich.

Die Medizin nutzt die Hefezellen daher als ideale Modellorganismen für die Gen- und Krebsforschung sowie für das Verständnis von Alterungsvorgängen. Ein Beispiel: Ein Gießener Strahlenforscher und sein Team versuchen mit Hilfe der Hefezelle abzuleiten, wie menschliche Zellen mögliche Strahlenschäden auf langen Raumflügen reparieren können. Denn Hefe repariert solche Schäden fast genauso wie menschliche Zellen. Ein anderes Beispiel ist die Untersuchung über die Wirkung und den Schutz vor Nebenwirkungen von bestimmten Krebsmedikamenten.

Besonders wichtig ist, dass wichtige Enzyme der Hefezelle mit menschlichen Enzymen identisch sind, wie u. a. das DNA-Reparatur-Enzym. Dem Wissenschaftler Prof. Dr. Feodor Lynen gelang es, aus der Hefezelle das Coenzym A als wichtigem Bestandteil des Zellstoffwechsels zu isolieren. Für diese Forschung erhielt Lynen 1964 den Nobelpreis für Medizin.

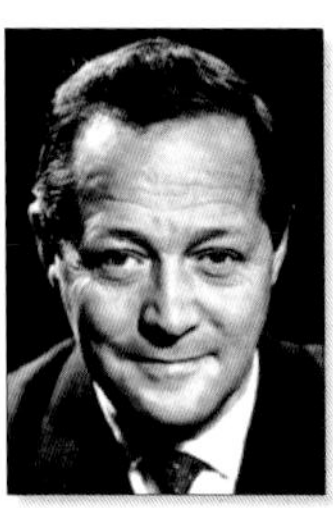

Prof. Feodor Lynen

Warum sind Hefezellen so wertvoll?

Hefe enthält eine Fülle von Nährstoffen. Deshalb werden Hefepräparate schon seit Langem erfolgreich als Nahrungsergänzung eingesetzt

» *zur Behebung von Vitaminmangelzuständen (Hypovitaminosen),*
» *zur Versorgung mit Mineralstoffen und Spurenelementen (z. B. Behandlung von Eisen- und Folsäuremangelzuständen, als Antianämika),*
» *als Stärkungsmittel zur Genesung und Wiederherstellung der Leistungskraft nach Erkrankungen,*
» *als Geriatrikum zur Vorbeugung von vorzeitigen Alterserscheinungen*
» *und als Probiotikum für die Darmflora.*

Gerade der letzte Punkt – der sehr positiven Effekt der Hefe auf die Darmgesundheit – ist bemerkenswert: Hefe liefert wichtige Verdauungsenzyme wie Lactase, Saccharase und Maltase. Außerdem mildern Hefepilze die Nebenwirkungen von Antibiotika, beugen Durchfällen vor und wirken probiotisch, d. h., sie siedeln sich im Darm an und helfen dort den heimischen Bakterien bei der Verdauung. Zudem erhöhen sie die Abwehrleistung der Darmschleimhaut und stärken dadurch das Immunsystem.

Hefezubereitungen zählen wie Weizenkeime zu den bekannten natürlichen Nahrungsergänzungsmitteln und dienen der Nahrungsaufwertung. In der Erfahrungsheilkunde wurde zudem die Einnahme von Hefe seit Jahrhunderten bei der Zuckerkrankheit (Diabetes mellitus) empfohlen. Ende der 50er Jahre des vorigen Jahrhunderts fand man die wissenschaftliche Erklärung dafür, als der chromhaltige Glucosetoleranzfaktor als einer der wirksamen Bestandteile aus der Hefe isoliert wurde. Darüber hinaus sind eine Vielzahl von Aminosäuren und bioaktiver Substanzen wie Glutathion und verschiedene Enzyme sowie Coenzyme Q6, Q10 und Phosphatide enthalten. Neueste Untersuchungen identifizieren über 6000 Hefeproteine, von denen die meisten der Gruppe der Enzyme zugerechnet werden können.

Alle diese Hefebestandteile besitzen lebenswichtige Funktionen, damit unsere Zellen einwandfrei arbeiten können, vor allem deren „Kraftwerke", die Mitochondrien. In ihnen wird die Energie produziert, welche die Zelle für ihre Arbeit benötigt. Dafür wiederum brauchen die Mitochondrien Sauerstoff. 90 Prozent des Sauerstoffes werden in den Mitochondrien verbraucht, man spricht in diesem Zusammenhang auch von Zellatmung. Da hier auch besonders viele zerstörerische Freie Radikale entstehen, ist es wichtig, dass die Mitochondrien besonders geschützt werden – sie verfügen über keinen eigenen Reparaturmechanismus. Das erledigen die antioxidativen Hefebestandteile, unter anderem Vitamine, Cystein, Glutathion, Spurenelemente und Coenzym Q10.

ES GIBT HEILENDE PILZE UND KRANKMACHENDE PILZE

Es ist nun einmal so. Es gibt zwei große Gruppen von Pilzen: heilende und krankmachende Pilze. Da muss man den Unterschied kennen. Den Hefepilz mit Candida albicans in einen Topf zu werfen, wäre das Gleiche, als würde man einen Champignon mit einem Fliegenpilz gleichsetzen. Denn während es sich bei Candida albicans um einen krankmachenden (pathogenen) Pilz handelt, ist Hefe im besten Sinne des Wortes ein Heilpilz.

Deshalb brauchen Menschen, die unter Pilzkrankheiten leiden, keine Angst vor Hefepräparaten zu haben. Die Ursache dieser Befürchtung wurde 1983 durch den amerikanischen Autor Dr. William G. Crook hervorgerufen. Er kolportierte die Ansicht, Hefepilze könnten durch Pilze hervorgerufene Krankheiten noch verschlimmern und das Wachstum von Candida albicans im Darm fördern. Er riet daher vom Verzehr hefehaltiger Nahrungsmittel ab. Dieses Urteil hat sich als falsch herausgestellt. Daher hat Crook diese Aussage auch bereits Ende der 80er Jahre zurückgenommen. 1997 schrieb er folgerichtig: „Der Verzehr hefehaltiger Nahrung führt nicht zu einer Vermehrung von Candida-Organismen."

Denn das Gegenteil ist der Fall: Hefepräparate können Pilzkrankheiten sogar positiv beeinflussen. So haben mehrere Placebo-kontrollierte doppelblinde Studien gezeigt, dass die medizinische Hefe Saccharomyces cerevisiae Hansen CBS 5926 (z. B. das Präparat Sanuzella D) das Wachstum von Candida albicans unterdrückt. Dies geschieht, indem die Hefe den krankmachenden Candida albicans ihre Nahrung entzieht, nämlich durch die Steigerung der Aktivität zuckerabbauender Enzyme wie Saccharase, Lactase oder Maltase. Zudem hemmt die probiotische Wirkung der Hefepilze das Eindringen von Candida albicans durch die Darmwand ins Blut und reduziert dadurch Candida-Infektionen.

TEIL 2

Enzym-Hefezellen – optimale Vitalstoffträger

Hefe ist nicht gleich Hefe

Wir haben jetzt viel über die ausgezeichnete Heilwirkung der Hefe gesprochen. Aber wer von der gesundheitsfördernden Wirkung der Hefe profitieren will, sollte sich bewusst sein, dass nicht jede Art von Hefe die gleiche Heilwirkung entfaltet. Der gesundheitsfördernde Wert der Hefe hängt von zwei Faktoren ab:

» *In welchem Umfang bleiben die nahrhaften und funktionellen Inhaltsstoffe der Hefezellen bei der Zubereitung erhalten?*
» *Wie gut ist die Verfügbarkeit und Aufnahme der Hefezellen im Darm?*

Bierhefe, die durch Trocknung (Erhitzung) haltbar gemacht und als Pulver oder Tabletten sowie in Flockenform angeboten wird, ist zwar reich an Eiweiß, Mineralstoffen und B-Vitaminen, ihre hitzeempfindlichen Inhaltsstoffe – vor allem die Enzyme – werden aber in der Regel durch das Trocknungsverfahren zerstört.

Mit anderen Worten: Hefe ist nicht gleich Hefe. Nicht jedes Hefepräparat ist gleichermaßen wirksam. Um die gesundheitsfördernde Wirkung der Hefezellen voll für den Menschen nutzbar zu machen, müssen sie spezielle Eigenschaften besitzen:

» *Sie müssen alle wertvollen Vitalstoffe (Vitamine, Mineralstoffe, Spurenelemente, Enzyme und Coenzyme) in ihrer bioaktiven Form enthalten.*
» *Sie müssen gegen Magen- und Gallensäure resistent sein, um wirklich im Darm anzukommen.*
» *Sie dürfen sich im Darm nicht weiter vermehren. Das ist ein ganz wesentlicher Aspekt für den, der Enzym-Hefezellen für seine Gesundheit einsetzt.*

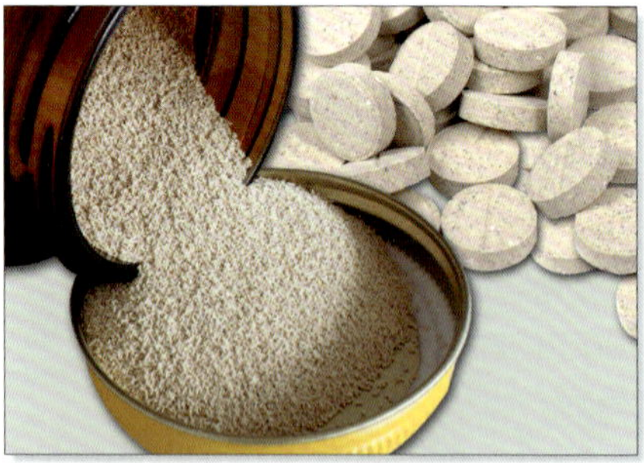

Wenn Hefe als Pulver oder Tablette dargereicht wird, sind viele der wertvollen Inhaltstoffe zerstört

Nur wenn diese Bedingungen erfüllt sind, kann die Hefe ihre optimalen Heil- und Präventionswirkungen auf den menschlichen Organismus entfalten.

Im Jahre 1969 ist es dem Ingenieur für Biotechnologie Siegfried Wolz nach jahrelanger Forschung gelungen, das Sauerstoff-Enzym-Fermentationsverfahren zu entwickeln. Damit war es das erste Mal möglich, genau solche Art von Hefezellen zu züchten, mit denen die drei oben genannten Bedingen erfüllt wurden: die Enzym-Hefezellen!

Was sind Enzym-Hefezellen?

Enzym-Hefezellen sind im Grunde aufgerüstete Hefezellen. Sie können nämlich viel mehr als normale Hefezellen: Im Gegensatz zu Hefetabletten oder Hefepulver enthalten Enzym-Hefezellen nicht nur alle biologisch aktiven Inhaltsstoffe in unveränderter Form, sie weisen auch weiterhin Enzymaktivität auf. Möglich macht dies die von Siegfried Wolz erfundene Sauerstoff-Enzym-Fermentation, bei der die Hefe weder getrocknet noch erhitzt wird. Am Ende des Herstellungsprozesses enthalten die Enzym-Hefezellen im Prinzip genau die gleichen biologisch aktiven Inhaltsstoffe, wie sie auch in der menschlichen Körperzelle vorhanden sind, da der Genbestand der Hefen mit denen des Menschen zu ca. 60–70 Prozent identisch ist.
Eine gute Aufnahme und Bioverfügbarkeit der Enzym-Hefezellbestandteile im Darm ist gewährleistet, da nur junge Hefezellen zum Einsatz gelangen. Diese sind besonders dünnwandig und können daher leicht verdaut werden. Die Hefezellen bleiben biologisch (enzymatisch) aktiv, sind jedoch nicht mehr vermehrungsfähig, so dass sie lediglich den Reichtum ihrer wertvollen Nähr- und Inhaltsstoffe zur Verfügung stellen und so ohne Risiko ihre nährende, biostimulatorische und immunologische Wirkungen entfalten können.

Das heißt: Erst in Form von Enzym-Hefezellen stellt die Hefe ihre ganze therapeutische Kraft zur Verfügung – vor allem auf die Zellgesundheit: Moderne medizinische und biochemische Forschungen belegen den Nutzen von Präparaten mit Enzym-Hefezellen auch in folgenden Bereichen:

» *Zellatmung in den Mitochondrien (Kraftwerke der Zelle)*

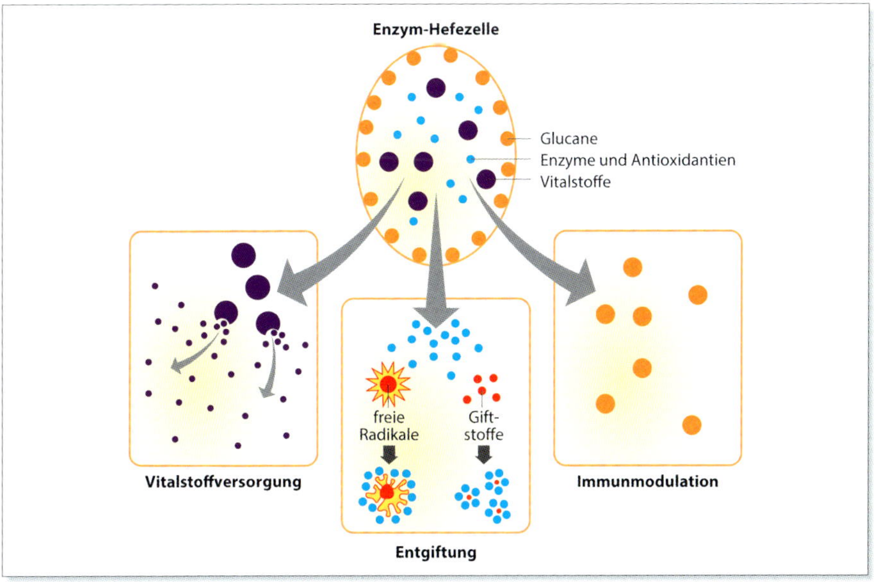

» *Energiestoffwechsel*
» *Zellschutz*
» *Regeneration und körperliche Leistungsfähigkeit*
» *Entgiftung und Immunstärkung,*
» *Vorbeugung vorzeitiger Alterserscheinungen (im Sinne von „Antiaging" als Angleichung der Gesundheitsspanne an die allgemein gestiegene Lebenserwartung.)*

Dieser therapeutische Nutzen deutet bereits an, wofür die Enzym-Hefezellen ursprünglich konzipiert wurden: als Mittel zur biologischen Krebsabwehr sowie zur Kräftigung und Immunstärkung von Krebspatienten. Die Inspiration zu dieser bahnbrechenden, naturheilkundlichen Innovation bekam Siegfried Wolz nämlich durch seine langjährige Zusammenarbeit mit dem bekannten Krebsforscher Dr. Dr. Paul Gerhard Seeger. Nicht nur Seeger, auch andere renommierte Krebsärzte wie Dr. Josef Issels oder Prof. Dr. Julius Hackethal haben die Enzym-Hefezellen eingesetzt und empfohlen. Heute haben die Enzym-Hefezellen ihren festen Platz in der komplementären Krebstherapie.

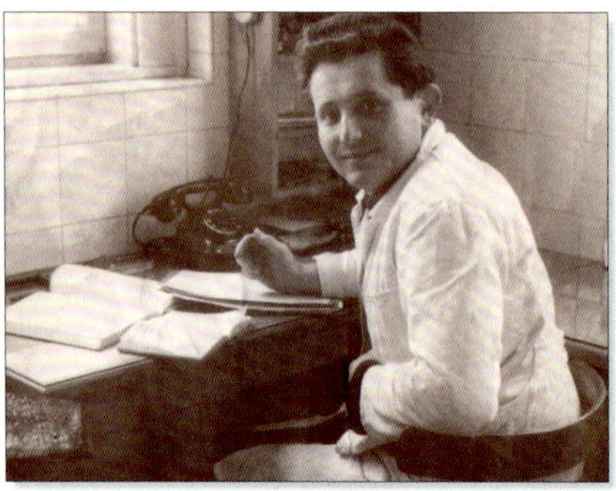

Siegfried Wolz als junger Forscher

Seit der Einführung der Enzym-Hefezellen als immunmodulierendes Stärkungs- und Aufbaupräparat vor 40 Jahren wurden immer wieder unabhängige wissenschaftliche Untersuchungen durchgeführt, welche die Wirksamkeit dieses einzigartigen Präparats aus unterschiedlichen Blickwinkeln belegen. Im Laufe der Zeit wurden viele weitere therapeutische Nutzen der Enzym-Hefezellen wissenschaftlich nachgewiesen.

Wie werden Enzym-Hefezellen hergestellt?

Die Sauerstoff-Enzym-Fermentation, mit der die Enzym-Hefezellen hergestellt werden, fußt auf der langjährigen Forschung von Siegfried Wolz, der als Biotechnologe zunächst in der Forschungsabteilung von Böhringer-Ingelheim und später eng mit dem Biochemiker Professor Dr. Feodor Lynen zusammenarbeitete. Lynen gelang es, das Coenzym A als wichtigen Bestandteil des Zellstoffwechsels aus der Hefezelle zu isolieren. Für diese Forschung erhielt Lynen 1964 den Nobelpreis für Medizin.

Dieses geballte Wissen ist in die Entwicklung des Sauerstoff-Enzym-Fermentationsverfahrens eingeflossen, welches die Züchtung der Enzym-Hefezellen erst möglich machte. Um die Sauerstoff-Enzym-Fermentation zu verstehen, muss man zunächst wissen, was eigentlich eine Fermentation ist. Als Fermentation oder Fermentierung (lateinisch fermentum = ‚Gärung') bezeichnet man in der Biologie die Umwandlung organischer Stoffe durch Bakterien-, Pilz-, sonstige biologische Zellkulturen

oder durch ein Enzym. Bei der Sauerstoff-Enzym-Fermentation handelt es sich aber nicht um eine Gärung, denn hier wird Sauerstoff zugeführt.
Doch der Reihe nach: Zunächst werden frische Hefezellen in eine Nährlösung gegeben. Dieses wertvolle Pflanzenöl (Triticum vulgare) wird aus den nährstoffreichen Keimlingen der Weizenkörner gewonnen. Dabei wird das schonende Verfahren der Kaltpressung angewendet, damit die hochwertigen Inhaltsstoffe erhalten bleiben. Weizenkeimöl enthält nämlich viele wichtige Fettsäuren wie Palmitinsäure, Stearinsäure, Ölsäure und einen hohen Anteil an mehrfach ungesättigte Fettsäuren (Linolsäure, Linolensäure). Weizenkeimöl enthält die wichtigen Vitamine A, B, D, E, K und einen besonders hohen Anteil an Vitamin E (Tocopherol).
Die Frucht- und Gemüsesaftkonzentrate enthalten wertvolle sekundäre Pflanzenstoffe. So zum Beispiel Anthocyane aus Heidelbeeren, Lycopin aus der Tomate und Carotinoide aus Karotten. Diese Nährstofflösung wird dann noch mit Spurenelementen wie z. B. Zink, Selen und Chrom angereichert.
Und jetzt passiert Folgendes: Die Hefezellen fühlen sich in dieser Nährstofflösung wie im Schlaraffenland. Sie laben sich an den sie umgebenden Vitalstoffen und „futtern" sie quasi auf. Gleichzeitig werden sie permanent mit Sauerstoff versorgt und haben es bei rund 32°C ständig schön warm, aber auch nicht zu heiß. Temperatur und Sauerstoffzufuhr werden rund um die Uhr kontrolliert.
Um keine künstlichen Konservierungsstoffe verwenden zu müssen, bedient man sich im Sauerstoff-Enzym-Fermentationsverfahren eines Tricks: Gegen Ende des mehrtägigen Verfahrens wird die Sauerstoffzufuhr beendet. Dadurch entsteht etwas Gärungsalkohol. Dieser ist hervorragend dazu geeignet, die Enzym-Hefezellen auf ganz natürliche Weise zu konservieren.
Das Ergebnis der Sauerstoff-Enzym-Fermentation: junge, frische Enzym-Hefezellen, randvoll mit einer Fülle an wertvollen Vitalstoffen. Im Gegensatz zu Hefepulver oder Hefetabletten wurden die Hefezellen nicht erhitzt, sind also noch quicklebendig. Das heißt, auch ihre Enzyme und Mitochondrien sind hochaktiv.

Die Sauerstoff-Enzym-Fermentation sorgt also dafür, dass die Enzym-Hefezellen alle Vitalstoffe in einer Form beinhalten, wie sie sonst nur in der Natur vorkommen – diese Eigenschaft hat keine Tablette und kein Gemisch aus verschiedenen Substanzen.
30 Milliliter eines Enzym-Hefezellen-Konzentrats enthalten rund 200 Milliarden dieser vor Vitalstoffen und Enzymen nur so strotzenden Enzym-Hefezellen. Und jede dieser Multivitalkügelchen enthält etwa 30 bis 50 Mitochondrien, also bis zu 50 Zellkraftwerke. Gigantisch, welche unglaubliche Menge an Vitalkraft und Energie dem Körper damit zugeführt werden kann! Denn was die Enzym-Hefezellen jetzt im Körper machen, das sehen wir im nächsten Abschnitt.

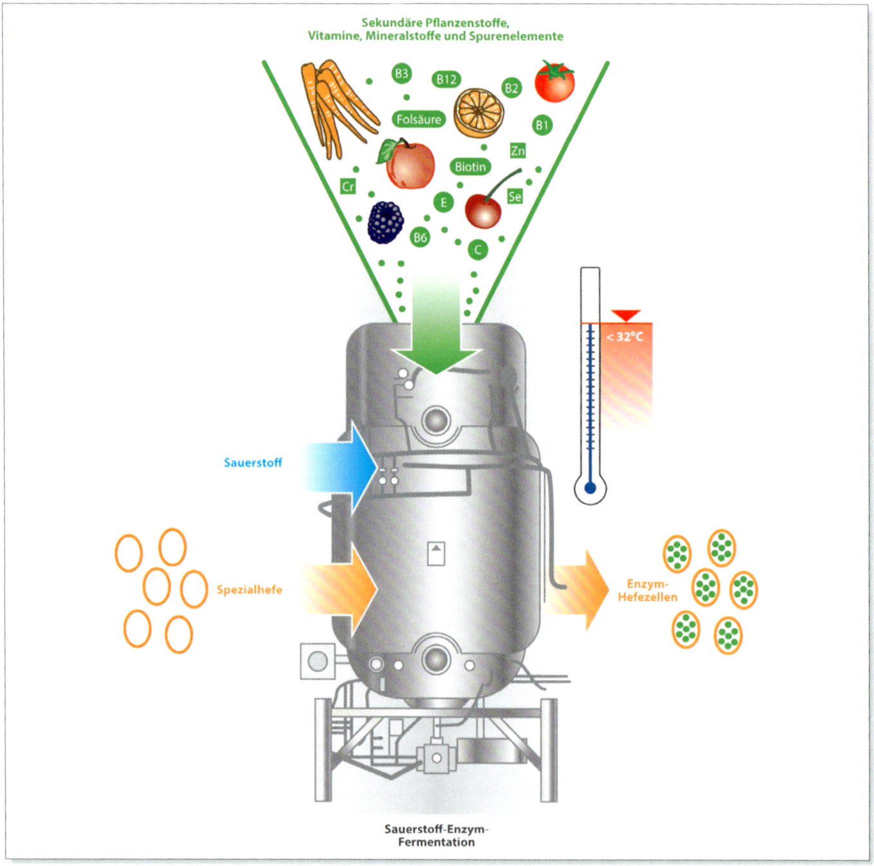

Technischer Herstellungsprozess der Enzym-Hefezellen: die Sauerstoff-Enzym-Fermentation

Was enthalten Enzym-Hefezellen?

Im ersten Teil haben wir dargestellt, dass bereits die reine Hefe eine unglaubliche Fülle an Vitalstoffen enthält. Liegt die Hefe jetzt in Form von Enzym-Hefezellen vor, bedeutet das, dass sie im Sauerstoff-Fermentations-Prozess noch zusätzlich mit einer Vielzahl an weiteren wertvollen Mikrosubstanzen wie Spurenelementen, Vitaminen und sekundären Pflanzenstoffen angereichert wurde. Deshalb werden die Enzym-Hefezellen auch gern mit einem biochemischen Labor verglichen. Die Vitalstoffe liegen in der Enzym-Hefe im natürlichen Verbund vor – also so wie auch in Lebensmitteln – und in einer Form, die über die Darmschleimhaut gut aufgenommen werden kann.

Inhaltsstoffe der Enzym-Hefe-Präparate (Auszug)

Vitamine	B1, B2, B6, B12, Biotin, Niacin, Pantothensäure, D und E
Mineralstoffe und Spurenelemente	z.B. Kalium, Selen, Chrom, Zink
Aminosäuren	z. B. Arginin, Cystein, Methionin, Glutamin
Enzyme und Coenzyme	z. B. Katalase, Cytochrom-Oxidase, Superoxiddismutase, NADH, Coenzym Q6, Coenzym Q10
Zellwandbestandteile als Immunstimulanzien	Glucane, Mannane
Weitere biologisch wirksame Bestandteile	z. B. Cholin, Nucleotide, Glutathion, mitochondriale DNA-Sequenzen

Am Ende des Buches finden Sie eine Übersicht der in den Enzym-Hefezellpräparaten enthaltenen Vitalstoffe mit ihren jeweiligen wichtigsten Eigenschaften für den menschlichen Körper.

Wie geben die Enzym-Hefezellen ihre Wirkstoffe an den Körper des Menschen weiter?

Weil sie quicklebendig sind und der menschlichen Zelle so ähneln, sind die Enzym-Hefezellen die perfekten natürlichen Vitalstoffträger. Nach Einnahme der lebenden Enzym-Hefezellen gelangen diese zunächst in den Magen. Die starke Magensäure macht den Enzym-Hefezellen jedoch nichts aus, weil sie durch ihre besondere Hülle bzw. Zellwand gut geschützt sind. Deshalb wandern sie unbeschadet in den Darm weiter. Das Besondere des Herstellungsverfahrens (des Sauerstoff-Enzym-Fermentationsverfahrens nach Dr. Wolz) ist, dass sich die Enzym-Hefezellen im Darm nicht vermehren und daher sehr gut bekömmlich sind.

Erst im Darm werden die Enzym-Hefezellen dann von Enzymen der Bauchspeicheldrüse „aufgeschlossen“, d. h., sie geben ihre Inhaltsstoffe frei. Diese können vom menschlichen Organismus bequem absorbiert werden. Vor allem Vitamin B6 und B12 (wichtig für Vegetarier, weil B12 hauptsächlich über Fleisch aufgenommen wird), Folsäure, Eisen, Selen, Chrom und Coenzym Q10 sind aus der Hefe für den Menschen sehr gut bioverfügbar.

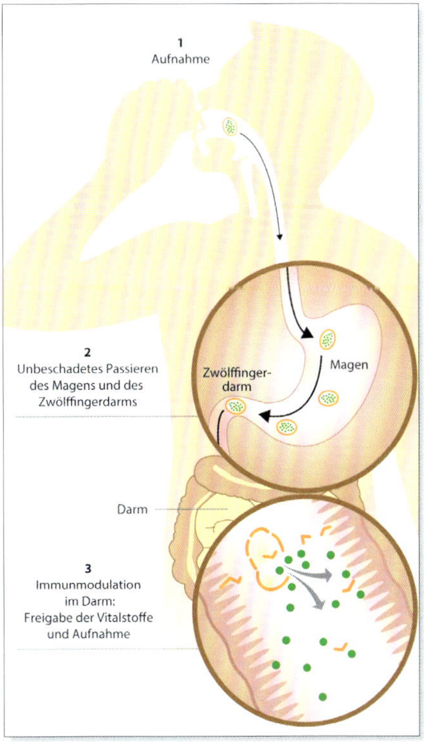

Weg der Enzym-Hefezelle durch den Körper

Ein bisschen anders läuft der Aufnahmeprozess bei den Enzymen ab: Sie gelangen zum Teil unverdaut direkt oder innerhalb von Flüssigkeitsbläschen durch die Darmwand in den Blutkreislauf. Das nennt man Persorption bzw. Pinozytose. Dort erfüllen die Hefe-Enzyme dann vielfältige Aufgaben. So bauen sie zum Beispiel pathogene (krankmachende) Immunkomplexe ab.

Exkurs:

FERMENTIERTE LEBENSMITTEL – WICHTIG FÜR DIE GESUNDHEIT

Ist es Ihnen schon einmal aufgefallen? Viele Medikamente beinhalten die Vorsilbe „Anti-", wie Antiallergika, Antirheumatika, Antidiabetika, Antihistaminika usw. Der bekannteste Name in diesem Zusammenhang ist der der Antibiotika. Das heißt übersetzt so viel wie „gegen das Leben". Demgegenüber steht das Konzept der „Probiotika", was so viel bedeutet wie „für das Leben". Und genau das sind fermentierte Lebensmittel: Sie enthalten Milliarden kleinster Lebewesen, so genannte Mikroorganismen, die unseren Körper in vielfacher Hinsicht unterstützen und in vielen Kulturen daher als „Lebenselixiere" verehrt werden.

Denn was passiert bei der Fermentation? Dadurch werden Lebensmittel durch Mikroorganismen so verändert, dass sie sich in punkto Haltbarkeit, Geschmack oder Aroma positiv verändern. Das heißt, fermentierte Lebensmittel bleiben länger frisch und sind besser gegen Fäulniserreger geschützt. Da sie durch die Gärung quasi schon „vorverdaut" sind, werden sie für den Menschen bekömmlicher. Die enthaltenen Vitalstoffe wie Vitamine, Aminosäuren und Mineralien können vom Körper viel besser aufgenommen werden, sind also in einem hohen Maße bioverfügbar.

Zudem ist der Vitamingehalt in fermentierten Lebensmitteln erhöht und bleibt auch länger erhalten. So enthält zum Beispiel Joghurt im Vergleich zur Milch einen bis zu 50 Prozent höheren Anteil an Vitamin B3 (Niacin). Weil Sauerkraut auch nach monatelanger Lagerung noch sehr viel Vitamin C enthält, wurde es schon von Weltumsegler James Cook (1728-1779) auf langen Schiffsreisen mitgeführt, um bei den Seeleuten die Vitamin-C-Mangelerkrankung Skorbut zu verhindern. Darüber hinaus sind Mikroorganismen auch sehr wichtig, um bestimmte Vitalstoffe wie Vitamine, Enzyme und Fettsäuren bilden zu können.

Überall auf der Welt haben Menschen schon früh erkannt, dass fermentierte oder gegorene Lebensmittel auch eine heilsame Wirkung auf den Organismus haben. Die in fermentierten Lebensmitteln reichlich vorhandenen Mikroorganismen unterstützen vor allem das Gleichgewicht in der Darmflora. Dazu muss man wissen, dass der Mensch mit Billionen von Mikroorganismen in einer Lebensgemeinschaft (Symbiose) lebt. Sie helfen unserem Körper, lebenswichtige Nähr-

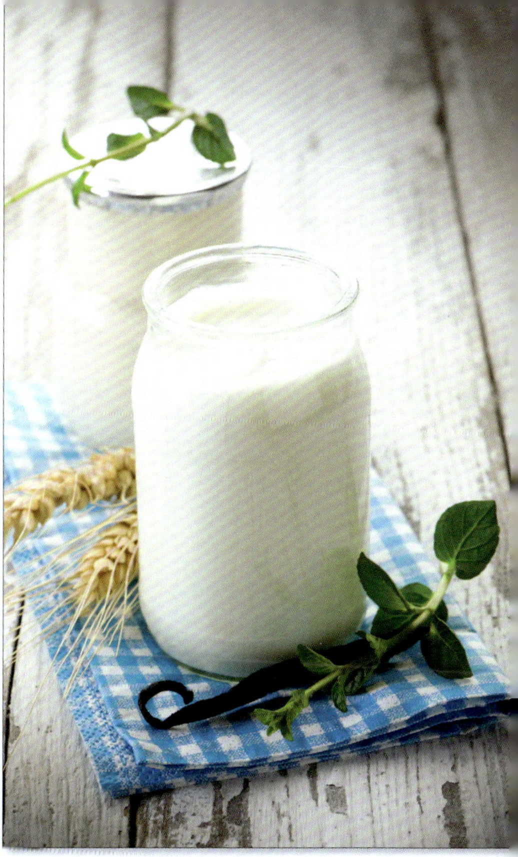

Joghurt ist eines der bekanntesten fermentierten Lebensmittel

stoffe zur Verfügung zu stellen und bilden zusammen mit der Oberfläche des Darmes eine Barriere. Damit üben sie eine Schutzfunktion für den gesamten Organismus aus. Sie besetzen den Platz an der Darmwand, so dass krankmachende Bakterien sich dort nicht ansiedeln können. Dies ist gerade dann von großer Bedeutung, wenn man vom Arzt Antibiotika verschrieben bekommen hat: Sie töten leider nicht nur die Erreger ab, sondern auch viele nützliche Darmbakterien. Mikroorganismen aus fermentierten Lebensmitteln oder probiotischen Präparaten (zu empfehlen ist hier Darmflora plus select von Dr. Wolz) helfen dem Darm, sich schneller wieder zu erholen.

Die immunstärkende Funktion der Mikroorganismen in fermentierten Lebensmitteln beruht vor allem auf der Steigerung der Zahl der T-Lymphozyten – auch als Krebskillerzellen bekannt.

Bei regelmäßigem Verzehr bringen fermentierte Lebensmittel auch das Säuren-Basen-Verhältnis des Körpers wieder ins Gleichgewicht. Denn die organischen Säuren der Milchsäure-Fermentprodukte wirken im Körper basisch. Zudem fördern diese die Entgiftung und Entschlackung, indem sie zum Beispiel Schwermetalle abbauen und Körperflüssigkeiten wie Blut und Lymphe reinigen.

Beispiele für fermentierte Lebensmittel

Produkt	Mikroorganismen
Milchprodukte	
Joghurt	Milchsäurebakterien
Kefir / Ayran	Milchsäurebakterien + Hefen
Kumyss (mongolische Stutenmilch)	Milchsäurebakterien
Sauerrahm	Milchsäurebakterien
Getränke	
Kwaß (russischer Brottrunk)	Milchsäurebakterien + Hefen
Bier	Hefen
Wein	Hefen
Sake (japanischer Reiswein)	Hefen
Miso (Sojabohnenpaste)	Fadenpilze + Hefen
Tofu (Bohnenquark)	Fadenpilze
Shoyu (Sojasoße)	Fadenpilze + Hefen
Kombucha (Teegetränk)	Hefen + Teepilz
Gemüse	
Sauerkraut	Milchsäurebakterien
Eingelegtes Gemüse (Mixed Pickles, saure Gurken)	Milchsäurebakterien + Hefen
Kimchi (Koreanischer Kohl)	Milchsäurebakterien + Hefen
Brot	
Sauerteig	Milchsäurebakterien + Hefen
Injera (Äthiopisches Brot)	Milchsäurebakterien + Hefen
Konzentrat	
Zell Oxygen© (mit Enzym-Hefezellen)	Hefen
Essig	Essigsäurebakterien

➲ Leider sind traditionell fermentierte Lebensmittel wie frisches Sauerkraut heutzutage kaum noch Bestandteil unseres Speiseplans. Fermentierte Produkte aus dem Supermarkt wie Milchprodukte sind in der Regel pasteurisiert. Brot wird nicht mehr mit natürlichem Sauerteig, sondern mit kommerzieller Hefe gebacken. Auf der anderen Seite bekämpfen wir Bakterien, wo wir nur können, angefangen mit gechlortem Wasser und antibakterieller Seife bis hin zur übertriebenen Einnahme von Antibiotika.

Da unser Organismus aber auf die Symbiose mit nützlichen Bakterien angewiesen ist, wird es immer wichtiger, das bakterielle Gleichgewicht in unserem Körper wieder herzustellen. Fermentierte Lebensmittel sind hierfür ein probates Mittel. Auch Enzym-Hefezell-Konzentrate sind fermentiert und versorgen den Körper mit Milliarden frischer Enzym-Hefezellen.

Coenzyme sind die Helfer der Enzyme

Einige können sich vielleicht noch an ihren Chemieunterricht erinnern, konkret an das Experiment mit dem Würfelzucker. Versucht man, den Zuckerwürfel mit einem Streichholz anzuzünden, so wird dies nicht gelingen, noch nicht einmal mit einem Gasbrenner. Wenn man auf den Zucker aber etwas Zigarettenasche gibt, lässt er sich anzünden und brennt mit kleiner Flamme. Warum? In der Zigarettenasche sind in geringer Menge Eisenverbindungen enthalten. Diese Eisenverbindungen wirken als Katalysator, d. h., sie beschleunigen eine bestimmte Reaktion oder machen sie überhaupt erst möglich.

Im menschlichen Körper fungieren Enzyme als derartige Reaktionsbeschleuniger. Daher nennt man sie auch Biokatalysatoren. Enzyme sind also quasi der „Turbo" für unsere Stoffwechselprozesse, die ohne sie viel zu langsam ablaufen würden. Sie gehören zur Gruppe der Proteine (Eiweiße) und steuern bzw. beschleunigen die Stoffwechselprozesse im Körper. Jedes Enzym ist hochspezialisiert und reagiert nur mit wenigen passenden Stoffen. Man kann sich also vorstellen, dass ein funktionierender Organismus eine riesige Anzahl unterschiedlicher Enzyme benötigt, damit er reibungslos funktioniert.
Um ihre Funktion zu erfüllen, brauchen die Enzyme Helfer, nämlich Coenzyme. Das sind vergleichsweise einfache biochemische Verbindungen. Sie binden sich für kurze Zeit an ein Enzym und unterstützen es dabei, chemische Reaktionen in Gang zu setzen. Das Problem: Die Coenzyme werden dabei verbraucht. Das heißt, sie müssen dem Körper durch Nahrung immer wieder neu zugeführt werden.

Was haben nun Enzyme mit der Hefe zu tun? Ganz einfach: Schon der Begriff sagt es aus: Enzym stammt aus dem Griechischen und bedeutet „aus der Hefe". Grund dafür ist der gewaltige Reichtum an Enzymen in den Hefezellen. Der Vorteil der Enzym-Hefezelle gegenüber der erhitzten und getrockneten Bierhefe: Hier sind die rund 4000 Enzyme noch aktiv und können den Körper gezielt unterstützen, vor allem bei der Entgiftung!

TEIL 3

Wie Enzym-Hefezellen die Körperzellen entgiften

Unser Lebensraum wird Jahr für Jahr durch mehr Schadstoffe belastet: 20 Millionen Tonnen Schadstoffe werden allein in Deutschland jedes Jahr in die Luft geblasen: 600.000 Tonnen belastende Staubsorten, zwei Millionen Tonnen Schwefeldioxid, drei Millionen Tonnen Stickoxide, neun Millionen Tonnen Kohlenmonoxid und weitere zweieinhalb Millionen Tonnen organische Stoffe. Hinzu kommen 33.000 Tonnen Pestizide und Kunstdünger, der jährlich über deutschen Feldern ausgebracht wird. Jeder Bundesbürger nimmt jährlich im Schnitt ca. drei bis vier Kilogramm Chemikalien auf, vor allem in Form von Lebensmittelzusatzstoffen oder produktionsbedingten Belastungen. Dass unsere körpereigenen Entgiftungs- und Immunsysteme hier harte Arbeit leisten müssen und zuweilen ihre Belastungsgrenze erreichen, braucht man vor diesem Hintergrund wohl nicht extra zu erwähnen.

Wie wird unser Körper nun mit diesen Umweltgiften fertig? Wir haben im letzten Abschnitt über die Enzyme und Co-Enzyme gesprochen, und dass jedes Enzym eine bestimmte Aufgabe im Körper erfüllt. Auch für die Entgiftung des Körpers gibt es spezielle Enzyme. Sie schützen die menschlichen Zellen vor schädigenden Umwelteinflüssen wie Schwermetallen, Pestiziden und anderen Schadstoffen. Enzym-Hefezellen enthalten einen besonders hohen Anteil an diesen Entgiftungsenzymen. So zum Beispiel Glutathion und Glutathionperoxidase. Es ist das wichtigste Enzym-Schutzsystem unseres Körpers und findet sich vor allem in der Leber, unserem Haupt-Entgiftungsorgan. Dort hilft Glutathion dabei, körpereigene Abfallprodukte, fremde Schadstoffe und Zellgifte so zu bearbeiten, dass sie leichter ausgeschieden werden können. Es künstlich nachzubauen und in eine Kapsel zu geben wäre ein gigantischer Aufwand und für Otto-Normal-Verbraucher nicht bezahlbar. Mit zunehmendem Alter nehmen unsere Glutathion-Vorräte ab. Ob es daran liegt, dass unser Körper Glutathion verbraucht oder weniger davon produziert, weiß man nicht genau. Wie auch immer – mit den Enzym-Hefezellen können wir unseren Glutathion-Bedarf spielend decken. Denn sie enthalten zugleich die Aminosäure Methionin, die das Glutathion vor dem Abbau schützt. In den Enzym-Hefezellen wirken die Mikrosubstanzen also perfekt zusammen – genau so wie in der Natur.

Auch im Darm leisten die Enzym-Hefezellen ganze Arbeit in Sachen Entgiftung: Hier binden sie nämlich schädliche Darmgifte, so genannte Enterotoxine, die auf diese Weise mit dem Stuhl ausgeschieden werden können.

Enzym-Hefezellen als Waffe gegen Freie Radikale

Mit dem Wort „Entgiftung“ verbinden wir gemeinhin das Beseitigen oder Binden von Giftstoffen wie Schwermetallen oder krankmachenden Keimen. Dass Enzym-Hefezellen hier effektiv unterstützen, haben wir im vorigen Abschnitt dargestellt. Unser Körper muss aber auch in anderer Hinsicht „entgiftet" werden, nämlich in Form von Neutralisierung so genannter Freier Radikaler. Unter Freien Radikalen versteht man Sauerstoffverbindungen, die die Zellen des Körpers schädigen. Sie sind der Immunfeind Nr. 1, beschleunigen unseren Alterungsprozess und können Krankheiten entstehen lassen.

Woher kommen nun diese Freien Radikalen? Freie Radikale entstehen bei normalen Stoffwechselprozessen im Körper, vor allem bei der Energiegewinnung durch Sauerstoff – also durch das Atmen. Das heißt natürlich nicht, dass wir weniger atmen sollten, das ginge ja auch gar nicht. Freie Radikale werden für den Stoffwechsel in gewissem Umfang ja auch benötigt. Wenn aber zu viele Freie Radikale gebildet werden, haben wir jedoch ein Problem. Denn sie bestehen aus einem oder zwei Atomen, an denen ein ungepaartes einzelnes Elektron sitzt. Dieses einzelne Elektron möchte sich unbedingt mit einem anderen Elektron paaren und reagiert daher sehr leicht. Sie greifen Zellmembran und Proteine an und können Zellen dauerhaft schädigen oder gar zerstören. Die Folgen reichen von der Beschleunigung des Alterungsprozesses bis hin zur Entstehung von Krankheiten wie Arterienverkalkung, Alzheimer oder Krebs.

Wir hatten gesagt, dass Freie Radikale unter anderem beim Atmen entstehen. Daher entstehen beim Sport und körperlicher Belastung besonders viele Freie Radikale. Der Grund: Die Atmungsfrequenz ist höher. Bei Entzündungen und Verletzungen können ebenfalls freie Radikale entstehen. Auch beim Rauchen werden viele Freie Radikale gebildet: Ein einziger Zigarettenzug befördert bis zu 10^{15} Billionen Freie Radikale in die Lunge des Rauchers. Weitere Ursachen für die Entstehung Freier Radikaler sind der Genuss von Alkohol und Kaffee sowie die Konfrontation mit ionisierender Strahlung (durch Fernseher, PC, UV-Strahlung), Ozon und Pestiziden. Auch vor allem in Grillfleisch enthaltene Peroxide in tierischen Fetten werden im Körper zu Freien Radikalen umgewandelt.

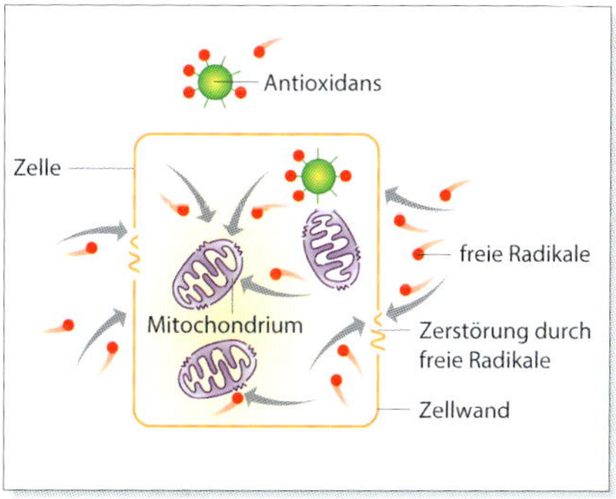

Neutralisierung Freier Radikaler durch Antioxidantien

An der großen Aufgabe, diese überschüssigen Freien Radikalen unschädlich zu machen, arbeiten viele Vitalstoffe – angefangen bei Vitaminen wie A, D und E über Spurenelemente wie Selen und Zink bis hin zu speziellen Entgiftungsenzymen und -coenzymen wie Superoxiddismutase, Q10 und sekundären Pflanzenstoffen wie Anthozyanen und Flavonoiden. Enzym-Hefezellen sind randvoll mit diesen Antioxidantien – also Radikalenfängern –, die in dieser Form sehr gut vom Körper aufgenommen werden können. Enzym-Hefezellen sorgen so also für einen effektiven Zellschutz.

ORAC: Antioxidative Fähigkeit ist messbar

Mit modernen Biomarkern ist es heute möglich, den Gehalt an Radikalenfängern in Lebensmitteln zu messen und damit deren gesundheitlichen Wert. Dafür hat man die Maßeinheit ORAC eingeführt, was für „Oxygen Radical Absorbance Capacity“ steht, zu deutsch: Fähigkeit zur Absorbierung der Freien Radikale. Grundsätzlich gilt: Je höher der ORAC-Wert der Lebensmittel, desto besser, sprich gesünder. Denn je höher der ORAC-Wert, desto größer die Zahl der Antioxidantien in dem betreffenden Nahrungs- oder Nahrungsergänzungsmitteln. Studien zeigen, dass Menschen, die Nahrungsmittel mit hohen ORAC-Werten zu sich nahmen, die antioxidative Kraft ihres Blutes um bis zu 25 Prozent steigern konnten. Empfohlen werden mindestens 3000 ORAC-Einheiten am Tag. 100 g Orangen haben beispielsweise einen ORAC-Wert von 750 µmol/l. Enzym-Hefezell-Präparate erreichen erstaunliche ORAC-Werte von 5.500 µmol/l (Zell Oxygen® Immunkomplex) oder gar einen ORAC-Wert von 8.500 µmol/l (z. B. Sanuzella® ZYM sportsline)!

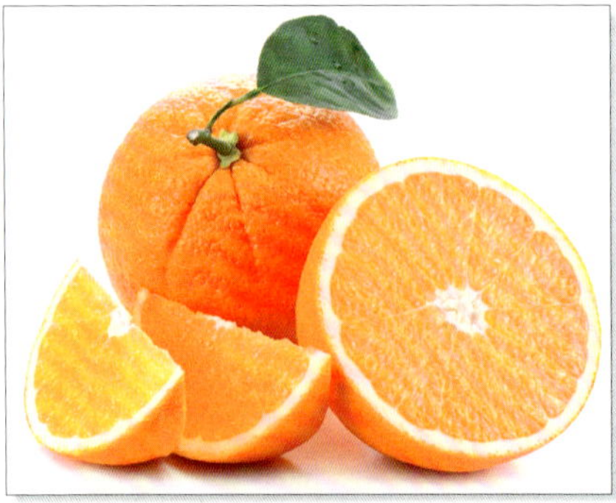

Ein Forscherteam am Universitätsklinikum Freiburg unter Leitung von Professor Dr. med. Aloys Berg hat das Enzym-Hefezell-Präparat Zell Oxygen® Immunkomplex auf sein antioxidatives Potenzial getestet. Klinisch gesunde Personen nahmen das Präparat vier Wochen lang einmal täglich ein. Mit einer neuen Messmethode, der so genannten Elektronen-Spin-Spektroskopie, wurde die Konzentration der Freien Radikalen im Blut regelmäßig gemessen. Ergebnis: Zu allen Messzeitpunkten war die Konzentration der Freien Radikalen im Blut signifikant erniedrigt. Damit konnte jetzt erstmals wissenschaftlich nachgewiesen werden, dass Zell Oxygen® Immunkomplex die Zahl der Freien Radikalen deutlich senkt: „Die nachgewiesene Wirkung kann für die Gesundheitsvorsorge wie auch für eine begleitende Therapie von chronisch degenerativen Erkrankungen von Bedeutung sein“, so die Studie.

So schützen wir die Kraftwerke in unseren Körperzellen

Für alles, was wir tun, benötigen wir Energie. Egal ob wir Hausarbeit machen, Sport treiben, ein Buch lesen, scharf nachdenken, Mittag essen – ja selbst wenn wir schlafen, benötigt wir Energie. Und diese Energie produziert unser Körper in seinen kleinsten Bausteinen, den Zellen, genauer gesagt in den so genannten Mitochondrien. Sie sind quasi die „Kraftwerke“ unserer Zellen. Sie sind die Hauptzentrale der Energiegewinnung. Je mehr Mitochondrien eine Zelle hat, desto mehr Energie kann sie produzieren. Deshalb haben Muskelzellen, Nervenzellen, Sinneszellen und Eizellen auch einen höheren Anteil als andere Zellen. Auch unsere Immunzellen wie Leukozyten und Thrombozyten enthalten Mitochondrien.

Um Energie für den Körper produzieren zu können, benötigen die Mitochondrien Sauerstoff. Deshalb spricht man in diesem Zusammenhang auch von „Zellatmung". Die Mitochondrien sind damit auch besonders stark den Freien Radikalen ausgesetzt, die ja mit dem eingeatmeten Sauerstoff in den Körper gelangen. Da die Mitochondrien über keine Reparaturmechanismen verfügen, können sie durch die Freien Radikalen sehr schnell zerstört werden. Dies wiederum vermindert die Fähigkeit der Zelle zur Energiegewinnung, man spricht dann vom „Sauerstoffmangelsyndrom". Es führt dazu, dass die betroffenen Zellen und Gewebe nicht mehr richtig funktionieren oder absterben. Muskelschwäche, Muskelschmerzen, rasche muskuläre Ermüdbarkeit, auch bei jungen Menschen, können erste Hinweise sein. Häufig führt das Sauerstoffmangelsyndrom auch zu Müdigkeit, Erschöpfung und Infektanfälligkeit. Besorgniserregender ist jedoch, dass immer mehr Erkrankungen mit dem Sauerstoffmangelsyndrom in Verbindung gebracht werden, wie Alzheimer, kardiovaskuläre Erkrankungen, Diabetes mellitus, Morbus Parkinson oder auch Tumorerkrankungen wie Krebs.

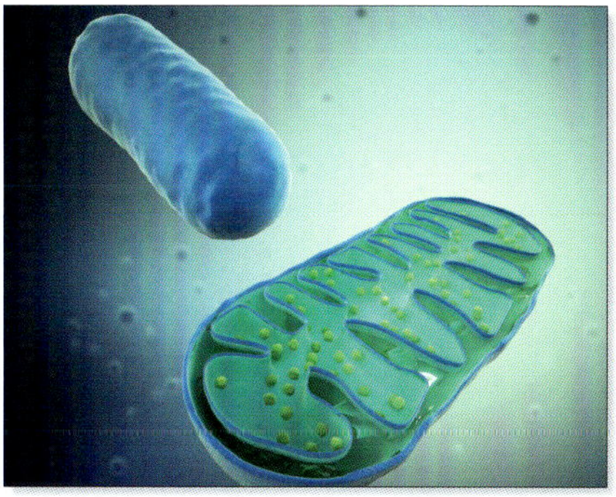

Mitochondrium

Da ist es beruhigend, wenn man weiß, dass man diesem Sauerstoffmangelsyndrom in den Zellen mit bestimmten Mikrosubstanzen entgegenwirken kann. Dazu zählen insbesondere die antioxidativen Schutzstoffe Vitamine C und E, die Spurenelemente Zink und Selen und das Coenzym Q10. Sie alle gelten als besonders wirksame Fänger von Freien Radikalen und schützen die Mitochondrien so vor Schäden. Am besten können diese Antioxidantien im Zusammenspiel wirken. Dann ergänzen und verstärken sie sich in ihrer Wirkung. Wer also seine Zellen effektiv schützen möchte, sollte keine Monosubstanz als Nahrungsergänzung wählen, sondern ein Kombinationspräparat, das möglichst viele der Freien-Radikalen-Fänger enthält, wie Konzentrate mit Enzym-Hefezellen.

TEIL 4

Enzym-Hefezellen als Trainer des Immunsystems

Unser Körper wird ständig von fremden Organismen bedroht. Dazu zählen Parasiten, Viren, krankmachende Pilze und Bakterien. Um sich davor zu schützen, hat sich unser Körper ein Schutzschild aufgebaut: das Immunsystem – ein komplexes Schutzsystem unseres Körpers gegenüber Gefahren von innen und außen.

Genauso wie man auch eine Festung ausbauen, ein Schlachtschiff mit weiteren Waffen ausrüsten oder eine Software updaten kann, so kann man auch sein persönliches Schutzschild, sein Immunsystem „aufrüsten" und es effektiver machen. Dazu müssen Sie dem Körper bestimmte Substanzen zuführen, die von den Zellen und Organen des Immunsystems benötigt werden. Und genau diese immunstärkenden Vitalstoffe sind in den Enzym-Hefezellen in großer Fülle und mit hoher Bioverfügbarkeit enthalten, wie z. B.:

» *Vitamin C*
» *Vitamin D*
» *Selen*
» *Zink*
» *Chrom*

Enzym-Hefezellen versorgen die Zellen aber nicht nur mit vielen immunstärkenden Vitalstoffen – sie können noch viel mehr: Enzym-Hefezellen sind tatsächlich in der Lage, unser Immunsystem zu „trainieren", damit es besser mit Krankheitserregern fertig wird. Bevor wir uns anschauen, wie sie das genau machen, werfen wir noch einen Blick auf den Darm, unser größtes Immunorgan.

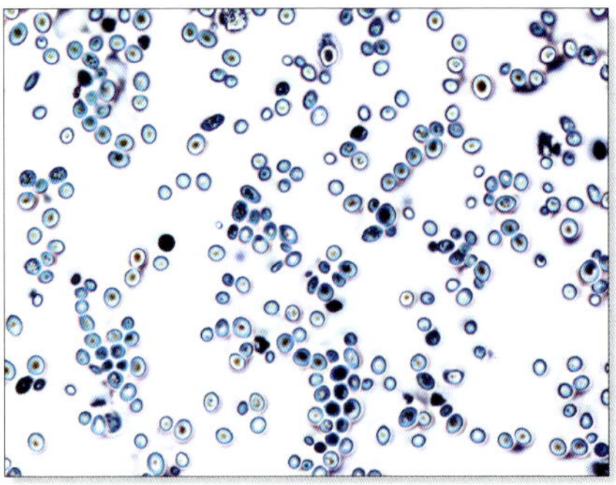

Enzym-Hefezellen unter dem Mikroskop

DER DARM ALS GRÖSSTES IMMUNORGAN

Bei der Frage, welches die Organe unseres Immunsystems sind, denken die meisten zunächst an die Mandeln, die Milz, die Lymphknoten oder die Haut. Wussten Sie, dass das größte und vielleicht auch das wichtigste Immunorgan unser Darm ist? Der Grund: Mit einer Oberfläche von sage und schreibe 400 m^2 Oberfläche stellt der Darm den größten Kontakt zu unserer Umwelt dar. Zum Vergleich: Unsere Außenhaut hat nur ca. zwei m^2 Fläche. Was heißt das? Die Darmschleimhaut kann durch ihre große Oberfläche nicht nur lebenswichtige Nährstoffe und Energielieferanten in großen Mengen aufnehmen, sie kommt auch mit zahlreichen Fremdstoffen und Krankheitserregern in Kontakt. Während die Darmwand für Nährstoffe durchlässig sein muss, soll sie das Eindringen von Schadstoffen verhindern.

Wie macht sie das? In unserem Magen-Darm-Trakt leben rund 100.000.000.000.000 (= 100 Billionen) Mikroorganismen. Dabei handelt es sich um 400 bis 500 verschiedene Arten von Bakterien, aber auch Pilze und verschiedene weitere Einzeller. Sie alle bilden die Darmflora. Zusammen mit der Oberfläche des Darmes stellt sie eine Barriere dar und übt damit eine Schutzfunktion für den gesamten Organismus aus. Die Darmflora sorgt für ein saures Darmmilieu, in dem Viren, schädliche Bakterien und Pilze schlechte Karten haben. Sind „gute“ und „schlechte“ Bakterien im Gleichgewicht, unterstützt die Darmflora die Immunabwehr – eine verantwortungsvolle Aufgabe, immerhin leben bis zu 80 Prozent aller Abwehrzellen unseres Körpers im Darm.

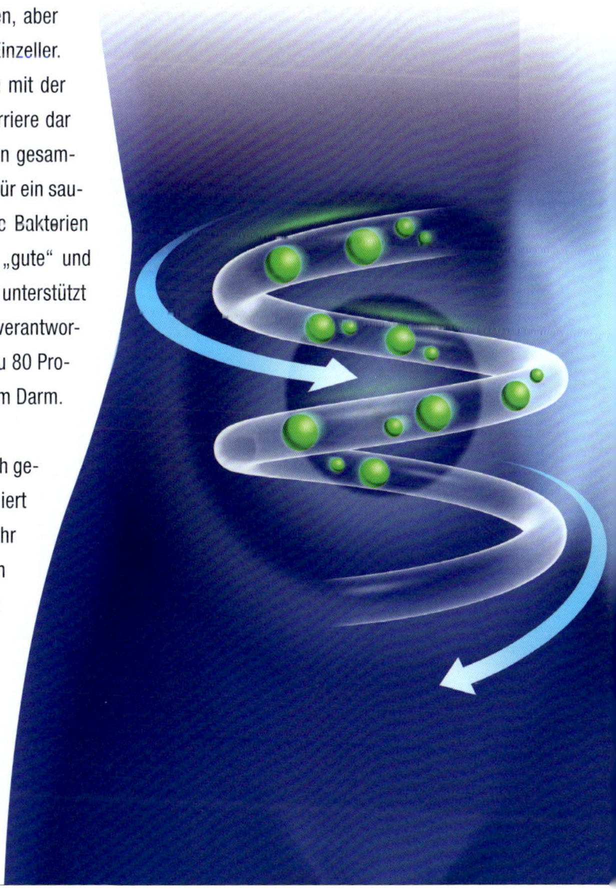

Sollte es einem Krankheitserreger dennoch gelingen, in den Darm einzudringen, informiert die Darmflora die Abwehrzellen, dass Gefahr in Verzug ist. Die Abwehrzellen vernichten den Eindringling. Durch diesen ständigen Kontakt der Darmflora mit dem Immunsystem werden unsere Abwehrkräfte permanent trainiert.

Die Darmflora übernimmt einen wichtigen Teil der Abwehr aber ➲

auch selbst, indem sie auf der Darmschleimhaut eine Schicht bildet. Durch diese Besetzung des Lebensraums und den Sauerstoffverbrauch verhindert sie, dass schädliche Bakterien sich an der Darmwand ansiedeln können und gar in andere Organe gelangen und dort Schaden anrichten. Infektionskeime können sich deshalb nicht im Darm ansiedeln und werden hinausgedrängt.

Eine gesunde Darmflora ist also die Voraussetzung für einen gesunden Darm und ein intaktes Immunsystem. Daher hängt unser Wohlbefinden zu einem großen Teil vom „Wohlbefinden" unserer Darmbakterien ab. Sprich, von einem gesunden Gleichgewicht der einzelnen Bakterienspezies untereinander. Wird die Zahl der nützlichen Bakterien im Darm z. B. durch Stress, zu wenig Schlaf oder falsche Ernährung verringert, führt dies zu einer Fehlbesiedlung der Darmflora mit schädlichen Bakterien oder Pilzen.

Ein Mangel an nützlichen Darmbakterien führt oft zur Schädigung oder Entzündung der Darmschleimhaut. An diesen Stellen verliert sie ihre Schutzfunktion, und Fremdstoffe wie Bakterien, Viren, Pilze, Pollen, Nahrungsmittel-Allergene können sehr leicht in den Körper eindringen. Das Immunsystem ist dann mit einer großen Zahl an Erregern und Schadstoffen überfordert. Die Folge: Allergien, entzündliche Darmerkrankungen und eine geschwächte Immunabwehr. Da die Schleimhautbereiche des Darmes mit vielen anderen Bereichen des Organismus verknüpft sind, können diese Folgen auch zu Beschwerden an anderen Organen führen. Häufig auftretende Symptome sind Durchfall, Blähungen, Verstopfung, ein schlechtes Allgemeinbefinden, Vitaminmangel oder ein schlechter Hautzustand.

Enzym-Hefezellen liefern einen ausgezeichneten Nährboden, um die Darmflora beim Aufbau und zur Aufrechterhaltung einer gesunden Darmflora zu unterstützen. Denn mit der Fülle ihrer Vitalstoffe unterstützt sie die nützlichen Darmbakterien – angefangen von den Vitaminen des B-Komplexes, über alle essentiellen Aminosäuren, eine Vielzahl von Mineralstoffen und Spurenelementen sowie natürlich den Hefeenzymen. Diese haben die Fähigkeit, krankmachende Stoffe zu binden und über den natürlichen Verdauungsvorgang aus dem Körper hinauszubefördern. Damit unterstützt Hefe in hohem Maße die Gesunderhaltung der Darmflora. Eine Reihe von wissenschaftlichen Studien hat gezeigt, dass Enzym-Hefezellen sogar in der Lage sind, das darmbasierte Immunsystem zu stimulieren. Besonders hervor tun sich dabei die so genannten Mannane und Glucane, deren Bedeutung im folgenden Abschnitt ausführlicher dargestellt wird.

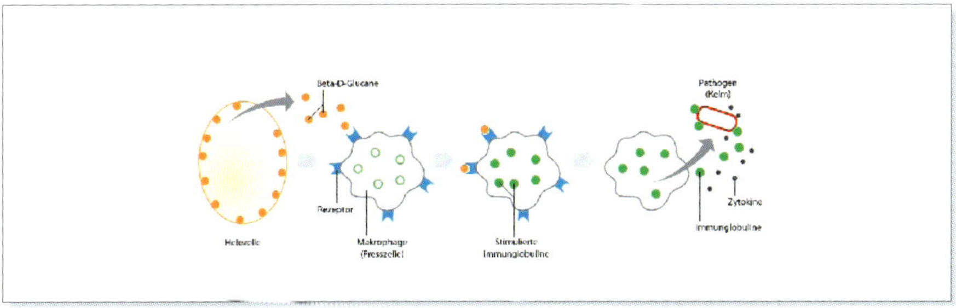

Glucane aus Enzym-Hefezellen modulieren das Immunsystem

Die Glucane in den Hefezellen aktivieren das Immunsystem

Wie trainieren die Hefezellen jetzt das Immunsystem konkret? Die Hefe löst im Körper unschädliche Reize aus, mit denen sie die Immunabwehr stimuliert. Verantwortlich dafür sind bestimmte unverdauliche Kohlenhydrate in der Zellwand der Hefe, die so genannten Hefe-Beta-Glucane. Das sind unverdauliche Kohlenhydrate, die ähnlich wie der Pflanzenfaserstoff Cellulose aufgebaut sind.

Von diesen Glucanen gibt es verschiedene Sorten. Aber nur ganz bestimmte Hefe-Beta-Glucane sind in der Lage, unser Immunsystem zu aktivieren. Sie müssen als so genannte ß-D-(1,3)-(1,6)Glucane vorliegen. Denn genau diese spezifischen Glucane – die in den Enzym-Hefezellen enthalten sind – können mit den Immunzellen unseres Körpers kommunizieren.

Und das funktioniert so: In unserem Blut kreisen verschiedene Arten von Immunzellen, die sofort eingreifen, wenn sie auf einen Krankheitserreger treffen. Eine dieser Immunzellenarten sind die Makrophagen. Man nennt sie auch „Fresszellen", weil sie krankmachende Organismen angreifen und auffressen. Diese Makrophagen haben eine Stelle, an der die Beta-Glucane aus der Enzym-Hefezelle andocken können. Sobald die speziellen Hefe-Beta-Glucane auf den vorgesehenen Platz der Makrophagen auftreffen, drücken sie einen Aktivierungsknopf: Die Makrophagen werden stimuliert und gehen aktiv gegen Krankheitserreger und Tumorzellen vor.

Diese Makrophagenstimulierung löst wiederum Wellen von Folgereaktionen im Immunsystem aus:

» *So produziert der Körper durch die Zuführung von Hefe-Beta-Glucanen auf allen Schleimhäuten vermehrt Immunglobuline (IgA). Das sind Antikörper, die sich an Krankheitserreger anheften und sie auf diese Weise markieren. Die Fresszellen können die Krankheitserreger dann sofort erkennen und auffressen.*
» *Außerdem reagiert der Körper auf die Glucane mit einer Ausschüttung von Zytokinen. Das sind Proteine, die*

notwendig sind, damit die Immunabwehrzellen (Leukozyten) miteinander in Verbindung treten und so Krankheitserreger oder Tumorzellen koordiniert bekämpfen können. Dadurch wird auch verhindert, dass das Immunsystem überreagiert.

» *Hefe-Beta-Glucane verdrängen darüber hinaus schädliche Keime im Darm. Besonders eindrucksvoll: Hefe-Beta-Glucane unterstützen sogar bei der Antibiotikabehandlung, indem sie sich um resistente Erreger kümmern!*

Glucane schützen auch die Haut

Der Schutz der Hefe-Beta-Glucane reicht bis in die Haut. Denn auch in der Haut kommen die Fresszellen (Makrophagen) vor – als so genannte Langerhans-Zellen. Diese speziellen Haut-Immunzellen regulieren das Ausmaß der Immunreaktion auf äußere Reize. Die Langerhans-Zellen bekämpfen Eindringlinge und verhindern oder mildern so Hautentzündungen.

Problem: Durch die UV-Strahlen des Lichts werden die Langerhans-Zellen geschädigt. Gleichzeitig führt UV-Licht zur vermehrten Bildung von Freien Radikalen. Dies ist ein Grund dafür, warum die allgemeine Immunabwehr durch UV-Strahlen geschwächt wird. Hefe-Beta-Glucane schützen die Langerhans-Zellen vor dieser sonnenlichtbedingten Zerstörung. Das heißt, sie wirken ähnlich wie die als Antioxidantien bezeichneten Vitalstoffe Vitamin C, Vitamin E, Carotinoide, Selen und Coenzym Q10.

Sie sehen: Die Glucane, diese winzigen Bestandteile von Pilzzellwänden, haben eine faszinierende Schutzwirkung auf den menschlichen Körper. Das hat man in Ostasien schon vor sehr langer Zeit erkannt – denken Sie an die asiatischen Heilpilze in der Traditionellen Chinesischen Medizin (TCM). In Japan werden Glucane seit Langem in der begleitenden Krebstherapie und bei wiederkehrenden Infekten eingesetzt.

TEIL 5

Wer sollte Enzym-Hefezellen zuführen?

Generell kann man sagen, dass Enzym-Hefezellen für alle Menschen gut sind, die etwas für ihre Zellgesundheit und Vitalität tun wollen, die vorzeitigen Alterserscheinungen und Krankheiten vorbeugen oder die ihr Immunsystem stärken wollen.

Aber natürlich gibt es auch bestimmte Menschen, denen Enzym-Hefezellen besonders gut tun. Auf diese Personengruppen wollen wir an dieser Stelle etwas ausführlicher eingehen.

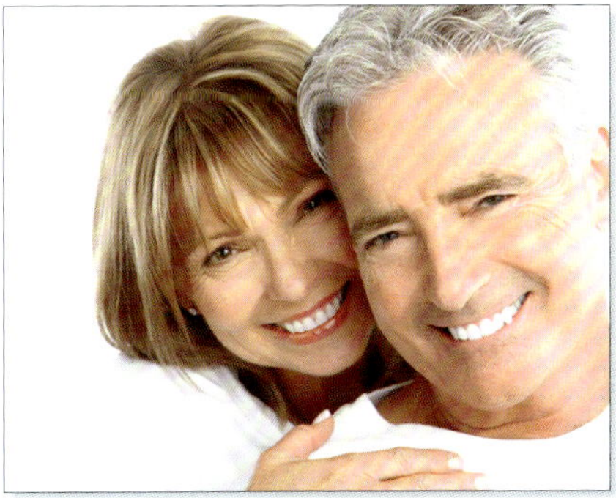

Zur Kräftigung und Stärkung bei älteren Menschen

Speziell im Alter ist die zusätzliche Versorgung mit Vitalstoffen besonders sinnvoll. Gründe dafür sind oft ein niedrigerer Energiebedarf, aber einen gleich bleibender Bedarf an Vitalstoffen, weil der Körper im Alter meist weniger selbst produzieren kann. Hinzu kommt, dass mit zunehmendem Alter auch die Entgiftungsleistung des Körpers und die Fähigkeit, entstandene Zellschäden zu reparieren, abnehmen. Damit sinkt auch die Immunfunktion im Alter. Ein Mangel an sekundären Pflanzenstoffen und Antioxidantien begünstigt bestimmte Alterserkrankungen wie Demenz oder Alzheimer, wie eine klinische Studie des Marienhospitals in Herne herausgefunden hat.

Natürlich würde eine gute und ausgewogene Ernährung hier schon viel bewirken. Oft treten im Alter aber erschwerende Faktoren hinzu, welche die Auswahl der richtigen Lebensmittel und die ausreichende Nahrungsaufnahme beeinträchtigen. Mit zunehmendem Alter ändert sich das Empfinden von Hunger und Durst: Viele ältere Menschen sind appetitlos und trinken zu wenig. Auch die Geschmacksempfindungen ändern sich. Hinzu kommen nicht selten Kau- und Schluckbeschwerden, Zahnschäden, Schlappheit oder psychische Probleme durch Einsamkeit.

Viele Senioren müssen zudem dauerhaft Medikamente einnehmen. Dadurch kann die Verwertung bestimmter Vitalstoffe wie Calcium, der Vitamine A, B1, B2, C und Folsäure oder der Spurenelemente Eisen und Zink, verschlechtert sein. Weil auch häufig zu wenig Fisch gegessen wird, fehlt es oft an Jod oder Vitamin D. Da viele alte Menschen zu selten im Freien unterwegs sind, kann die Haut nicht genug Vitamin D bilden. Ein Vitamin-D-Mangel ist daher bei älteren Menschen sehr häufig. Die Folge kann Osteoporose, schlechte Laune oder Bluthochdruck sein.

Die zusätzliche Versorgung mit den wichtigsten Nährstoffen ist also gerade für ältere Menschen besonders wichtig. Enzym-Hefezellen sind für Senioren eine gute Vitalstoffquelle, weil sie alle wichtigen Vitamine, Mineralien und Spurenelemente sowie viele wertvolle Enzyme und bioaktive Stoffe enthalten, die vom Körper gut aufgenommen werden können.

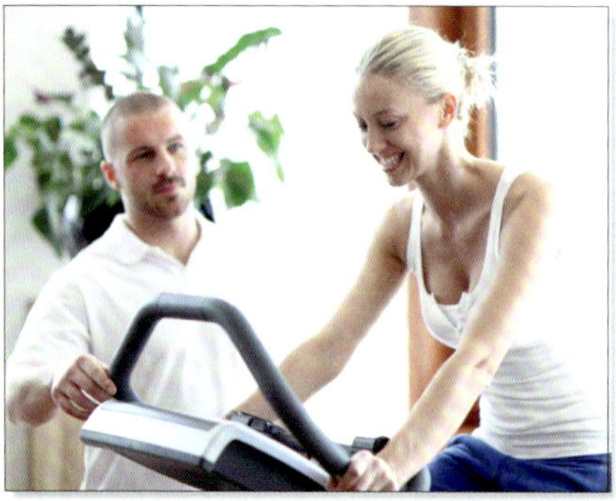

Zur Steigerung der Leistungsfähigkeit in Sport und Beruf

Ob Profi oder Amateur: Intensives sportliches Training führt zur Schädigung der Muskelzellen durch freie Radikale. Jeder Muskelkater ist ein Indikator für diese Zellschäden. Und beim Sport entstehen besonders viele Freie Radikale. In der Regenerationsphase ist das Immunsystem dann mehr mit den Aufräumarbeiten von Zelltrümmern beschäftigt als mit der Infektabwehr. Die Anfälligkeit für Infekte und Verletzungen steigt, es kann weniger trainiert und geleistet werden. Fachleute nennen diese Phase „Open window“ („Offenes Fenster“).

Enzym-Hefezellen schließen dieses „offene Fenster“, indem sie die Muskelzellen mit ausgewählten biologischen Inhaltsstoffen versorgen, die den Muskelstress und entzündliche Reaktionen deutlich verringern. Zudem verfügen Enzym-Hefezellpräparate für Sportler über eine besonders große Fähigkeit, Freie Radikale unschädlich zu machen. Das heißt, dass weniger Muskelzellen geschädigt werden. Im Ergebnis wird das Immunsystem gestärkt, die Regenerationszeit verkürzt und die Leistungsfähigkeit verbessert.

Woran liegt das? Die Enzym-Hefezellen führen dem Organismus essenzielle Nährstoffe zu, die über ihre biologischen Eigenschaften Immunsystem und Muskelstoffwechsel günstig beeinflussen. Sie enthalten Aminosäuren, Mineralien, Spurenelemente bei einem hohen Anteil an Selen und antioxidativ wirkende Vitamine. Spezielle Enzym-Hefezell-Präparate für Sportler (z.B. Sanuzella® ZYM sportsline) enthalten zudem noch eine Vielzahl sekundärer Pflanzenstoffe, Flavonoidextrakte sowie das Coenzym Q10, das die Wirkung der biologischen Inhaltsstoffe noch verstärkt und sich gerade bei geistiger und körperlicher Beanspruchung positiv auswirkt.

Nachgewiesen wurde diese positive Wirkung durch mehrere Forschungsarbeiten. So hat die Universität Freiburg die Auswirkungen des Enzym-Hefezell-Präparates Sanuzella® ZYM auf die körperliche Leistungsfähigkeit und den Zellstress sechs Wochen lang an einer Gruppe von Ausdauersportlern getestet. Ergebnis: Die Gabe von Enzym-Hefezellen führte zu einer optimalen Sauerstoffverwertung und einer deutlichen Reduzierung von oxidativem Stress. Sanuzella ZYM hat pro Tagesdosis einen ORAC-Wert von 8.500 mmol. Das ist ein sehr hoher Wert. Daher können damit Freie Radikale optimal im Blut gebunden und entschärft werden. Zum Vergleich: 300 Gramm Orangen haben einen ORAC-Wert von 750.

Kein Wunder, dass Enzym-Hefezellen von zahlreichen Sportärzten, Hochleistungssportlern und Trainern empfohlen werden. Zu den Anwendern gehören Olympia-Mannschaften wie der Deutschlandachter, Bundesligavereine wie der 1. FSV Mainz 05 und FC Ingolstadt 04 sowie viele weitere Spitzensportler, die Enzym-Hefezellen gezielt in ihren Trainingsplan einbauen, um ihre Gesundheit zu stabilisieren und ihre Leistungsfähigkeit über eine beschleunigte Regenerationsphase zu optimieren.

Diese positive Wirkung ist nicht nur für Sportler sinnvoll. Auch beruflich gestresste Personen profitieren von den positiven Auswirkungen der Enzym-Hefezellen auf die Regeneration und die Leistungsfähigkeit.

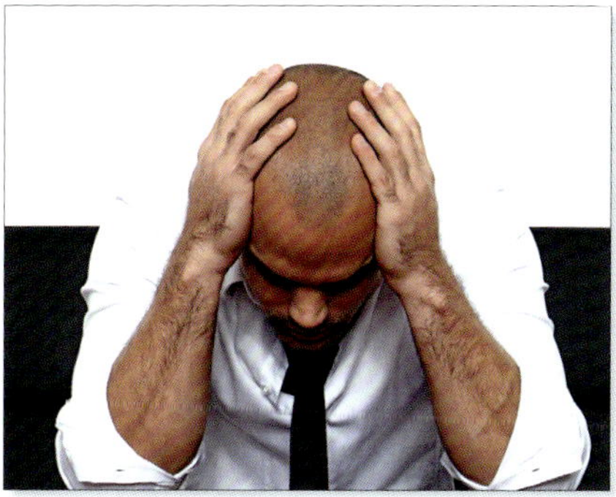

Bei Burn-out-Syndrom oder CFS

Wenn Sie sich dauerhaft müde, erschöpft und schlapp fühlen, sollten Sie diesen Zustand nicht auf die leichte Schulter nehmen. Dann kann es nämlich sein, dass Sie an einem Burn-out- oder dem Chronischen Müdigkeitssyndrom (kurz CFS = Chronical Fatique Syndrom) leiden.

Über die Ursachen von CFS weiß man noch nichts Genaues. Auffällig ist aber, dass man bei CFS-Patienten eine gestorte Genexpression, d. h. eine fehlerhafte Information, bei denjenigen Genen feststellt, die für den Energiestoffwechsel wichtig sind. Was heißt das? Jede Zelle benötigt ja Energie, um zu überleben und ihre Funktion zu erfüllen. Diese Energie wird aus bestimmten Nährstoffen gewonnen, die wir über die Nahrung aufnehmen. Diese werden dann in jeder Zelle durch Enzyme verarbeitet. Bei CFS stehen offenbar nicht genug dieser Nährstoffe zur Verfügung, ergo: Es kann nicht genug Energie produziert werden.

Der australische Arzt und Forscher Dr. Robert Buist von der internationalen Gesellschaft für klinische Ernährung kam in seinen Forschungen folgerichtig zu dem Schluss, dass das chronische Müdigkeitssyndrom ein durch eine gestörte Mitochondrienfunktion verursachtes Sauerstoffmangelsyndrom darstellt. Um diesen „Sauerstoff-Hunger" im Gewebe zu vermeiden, setzt er Enzym-Hefezellen mit nachweislichem Erfolg bei chronischem Müdigkeitssyndrom ein. Der Grund: Enzym-Hefezellen bewirken eine verbesserte Zellatmung.

Auch andere Wissenschaftler, wie z. B. Professor Dr. Ewald Dörling von der Universität Hamburg, kamen zu dem Ergebnis, dass Enzym-Hefezellen die Fähigkeit des Organismus erhöhen, auf physikalische, chemische und biologische Sensoren angemessen zu reagieren und damit zur Verbesserung der Vitalität und Leistungsfähigkeit beitragen.

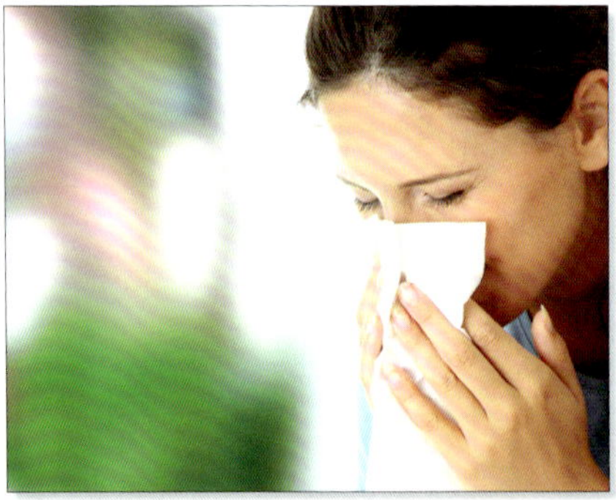

Bei chronischen Krankheiten oder wiederkehrenden Infekten

Wegen der positiven Wirkung auf unser Immunsystem und aufgrund ihrer Vitalitätssteigerung sind Enzym-Hefezellen auch sehr gut geeignet für Menschen, die unter chronischen Krankheiten leiden oder ständig erkältet sind. Um die immunstärkende und vitalisierende Wirkung von Enzym-Hefezellen zu belegen, wurden in der Naturheilpraxis Wolfgang Spiller in Villingen-Schwenningen im Zeitraum von Januar bis Dezember 2010 insgesamt 786 Patienten im Rahmen einer ganzheitlichen-biologischen Therapie mit dem Enzym-Hefezellpräparat Zell Oxygen Immunkomplex von Dr. Wolz behandelt. Die Patienten litten unter chronisch-degenerativen Erkrankungen, Gelenkerkrankungen, Magen-Darm-Beschwerden, Bluthochdruck, Depressionen, Tumoren und autoimmunen Reaktionen. Nicht selten hatten sie fünf und mehr Diagnosen und mussten dauerhaft Medikamente einnehmen. Diesen Patienten wurden für den Zeitraum von drei Monaten drei Mal täglich 30 ml Zell Oxygen® Immunkomplex Dr. Wolz verabreicht, um einerseits die Immunabwehr und andererseits die Sauerstoffverwertung in den Zellen zu verbessern. Das Ergebnis: Fast alle Patienten berichteten nach der Therapie über eine deutliche allgemeine Leistungssteigerung, Vitalitätszunahme, verbesserte Konzentrationsleistung und mehr seelische Ausgeglichenheit. Beschwerden waren teilweise oder ganz verschwunden, Medikamente konnten reduziert oder abgesetzt werden. Das heißt, Enzym-Hefezellen eignen sich nicht nur zur Prävention, auch während einer Krankheitsphase können sie das Immunsystem und die Zellatmung sinnvoll unterstützen. Nach Krankheitsphasen helfen Enzym-Hefezellen dem Körper, rasch wieder auf die Beine zu kommen.

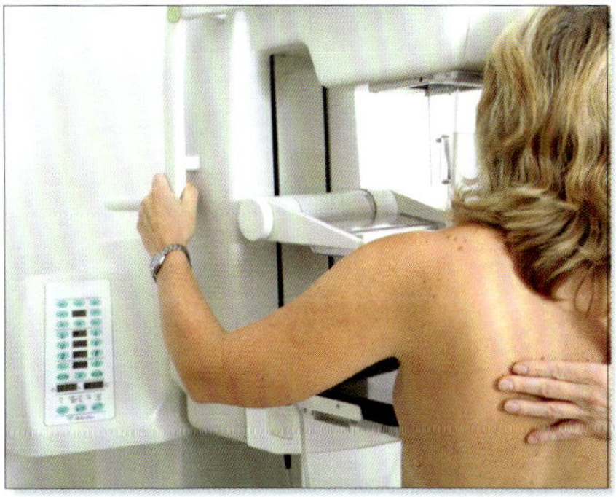

Als begleitende Krebstherapie

Wir hatten weiter vorne schon einmal angedeutet, dass der Auslöser für die Entwicklung der Enzym-Hefezellen die Vision von Siegfried Wolz war, ein orthomolekulares Präparat für die biologische Krebsabwehr zu finden. Schon lange bevor die Gefahr der Freie Radikale und der große Nutzen von Antioxidantien allgemein anerkannt wurde, hat Siegfried Wolz die Bedeutung der mitochondrialen Zellgesundheit und des Sauerstoffmangel syndroms erkannt.

Vor diesem Hintergrund haben auch bekannte naturheilkundliche Krebsärzte wie Dr. Josef Issels und später Julius Hackethal Enzym-Hefezellen eingesetzt. Heute haben sie einen festen Platz in der komplementären Krebsbehandlung. Der Naturheilkundler Prof. Dr. Serge Jurasunas von der Capital University of Integrative Medicine in Washington/USA hat Enzym-Hefezellen bereits bei mehreren Tausend Krebspatienten angewendet und nach der Therapie eine deutliche Verbesserung der Blutwerte und des Immunsystems festgestellt. Da Enzym-Hefezellen die menschlichen Zellen mit allen Vitalstoffen versorgen, die sie für einen gesunden Stoffwechsel benötigen, können sie Defizite der Mikronährstoffversorgung ausgleichen, die zum Beispiel bei Chemo- und Strahlentherapie entstehen.

Aber was ist das spezielle Geheimnis für die positive Wirkung der Enzym-Hefezellen auf Krebspatienten? Ein wesentlicher Faktor sind die Beta-Glucane, die wir in diesem Buch schon vorgestellt haben. Durch eine Chemo- oder Strahlentherapie werden leider nicht nur die Krebszellen geschädigt – auch die Immunzellen werden beeinträchtigt. Das hat zur Folge, dass Krebspatienten leichter Infektionen bekommen können und auch gegen mögliche Metastasen geringere Abwehrkräfte haben. Beta-Glucane stimulieren das körpereigene Immunsystem und machen die geschwächten Krebspatienten so wieder widerstandsfähig gegenüber Krankheitserregern.

Studien aus Japan haben gezeigt, dass Glucane die Sterberate von Krebspatienten aufgrund von Infektionen, deutlich herabsetzen (4,8% gegenüber 30% in der Kontrollgruppe). Zudem werden Beta-Glucanen, wie durch mehrere Studien belegt, auch antimikrobielle, antientzündliche und antiarteriosklerotische Eigenschaften zugeschrieben. Beta-Glucane aus Enzym-Hefezellen können vor Infektionen bei und nach einer Operation schützen. Und damit kann dank der Enzym-Hefezellen der Einsatz von Antibiotika verringert werden.

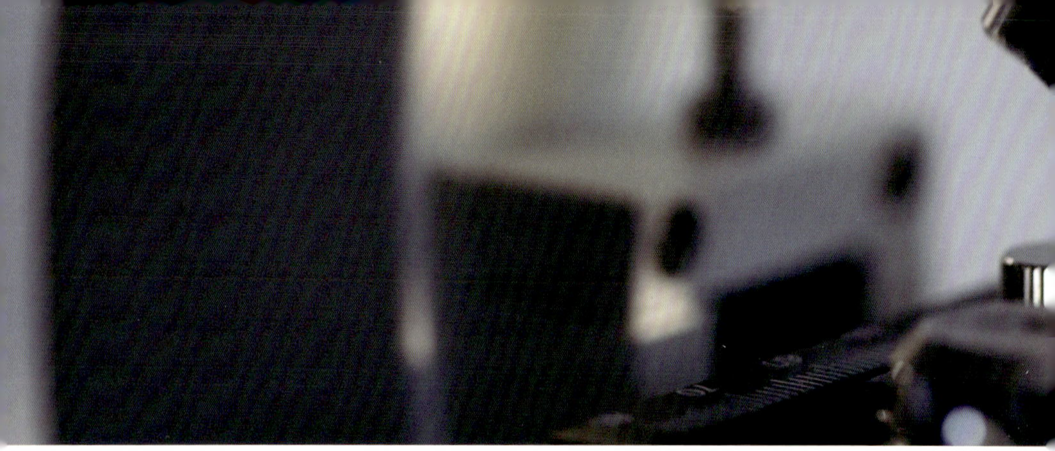

TEIL 6

Studien zu Enzym-Hefezellen

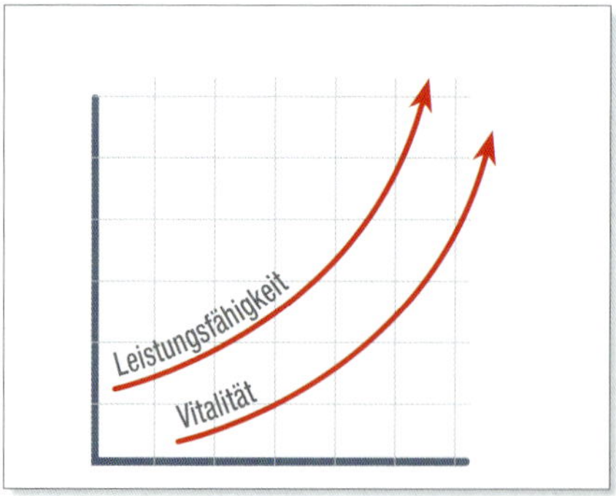

Universität Hamburg:
Verbesserung der Leistungsfähigkeit

Professor Dörling testete ein Enzym-Hefezellen-Präparat an Sportlern und kam in seiner Anwendungsbeobachtung zu dem Schluss, dass das Präparat reizungsspezifisch die Resistenz des Organismus auf physikalische, chemische und biologische Sensoren verbessert und damit zur Verbesserung der Vitalität und Leistungsfähigkeit beiträgt.

Ref: Dörling, E. Anwendungsbeobachtung Sanuzella ZYM, Hamburg 1991

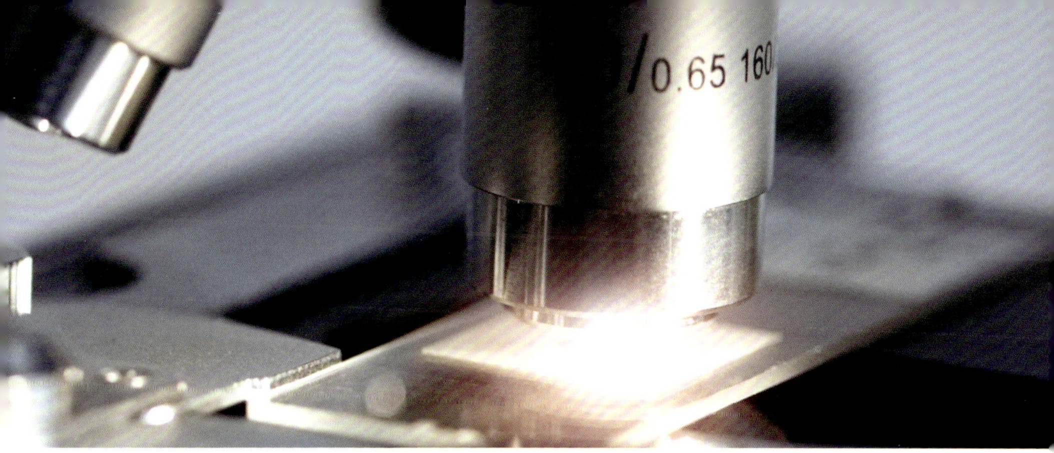

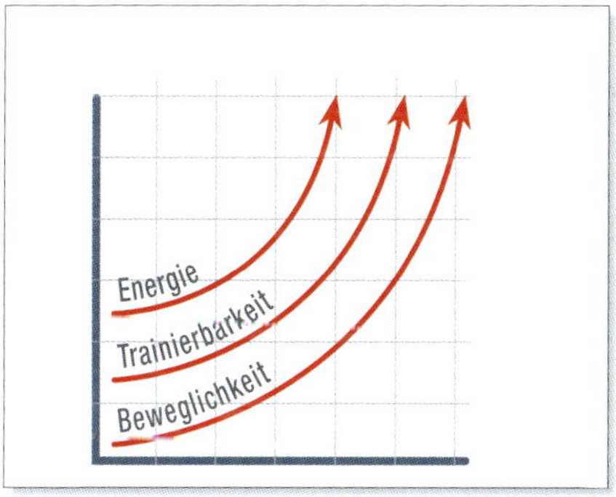

Hamburger Hochschule für angewandte Wissenschaften:
Mehr Energie und Beweglichkeit

Ökotrophologen des Fachbereichs Sport an der Hamburger Hochschule für angewandte Wissenschaften haben leistungsorientierten Ruderern über sechs Wochen das Enzym-Hefezellpräparat Sanuzella® ZYM verabreicht. Ergebnis: Die Probanden zeigten anschließend geringere Ermüdung durch das Training und es wurden Verbesserungen in den Dimensionen Energie, Trainierbarkeit und Beweglichkeit festgestellt.

Ref.: Jettke R. Nahrungsergänzungsmittel im Sport. Auswertung einer Studie zur Wirkung eines biologischen Hefeenzym-Kombinationspräparates auf die Regeneration junger leistungsorientierter Rudersportler. Hamburg: 2003

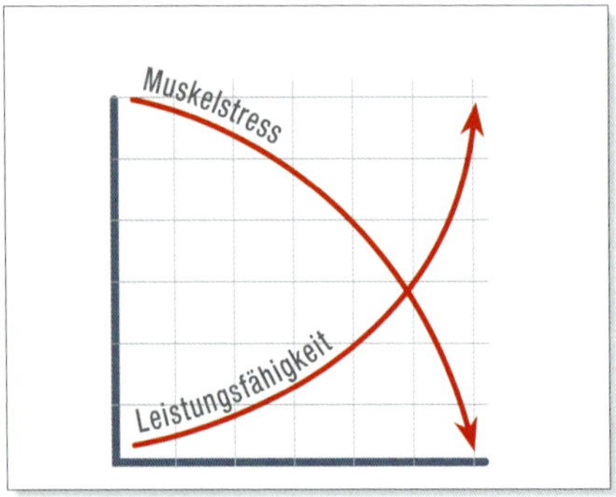

Universität Valladolid/Spanien: Verringerung von muskulärem Stress

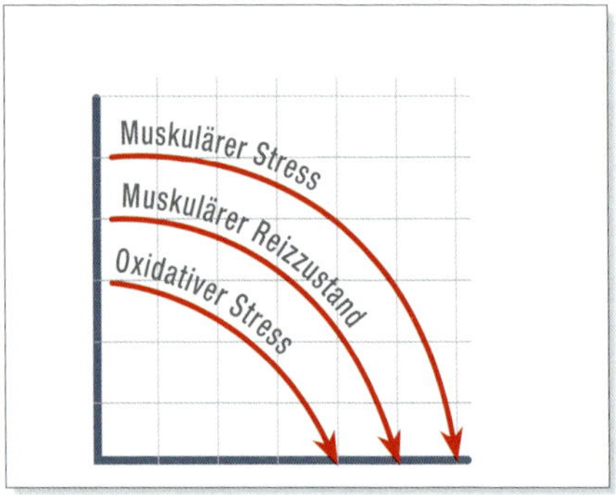

Universitätsklinikum Freiburg: Antientzündliche Effekt und besserer Muskelstoffwechsel

Dr. Pablo Pereda Gonzalez von der Universität Valladolid/Spanien hat die Wirkung von Enzym-Hefezellen im Rahmen einer Doppelblindstudie an Sportlern getestet. Das Resultat: Enzym-Hefezellen unterstützen messbar die körperliche Leistungsfähigkeit. Sinnvoll sind Enzym-Hefezellen bei allen Prozessen, welche die Zellatmung auf mitochondrialer Ebene erschweren, z. B. bei Aufnahme von für die Zellatmungskette schädlichen Substanzen oder muskulärem Stress.

Ref.: Pereda Gonzales P. Estudio a doble ciego de la efectividad de Sanuzella ZYM sobre la capacidad fisica en el hombre. Valladolid; 1999

In der Studie des Universitätsklinikums Freiburg wurde gesunden Sportlern sechs Wochen lang das Präparat Sanuzella® ZYM verabreicht. Das Ergebnis: Die für Muskelstress, Zellschädigung und Entzündungen wichtigen Blutwerte für Myoglobin, Fibrinogen und Total-Kreatinase waren deutlich niedriger als bei der Vergleichsgruppe. Der Grund: Mit den Enzym-Hefezellen werden dem Organismus bioaktive Substanzen zugeführt, die über ihre biologischen und biochemischen Eigenschaften das Immunsystem und den Muskelstoffwechsel günstig beeinflussen.

Ref.: König D, Keul J, Northoff H, Halle M, Berg A. Einfluss einer 6-wöchigen Nährstoffintervention mit enzymaktiven Hefezellen und Antioxidantien auf Belastungsstress und Antioxidantienstatus. Sonderdruck aus der Wiener Medizinischen Wochenschrift 1999; 149 (1): 13–18

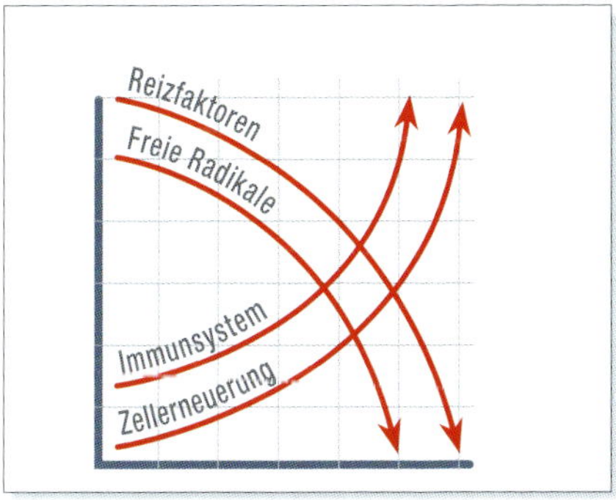

Institut für Zellbiologische Testsysteme:
Entzündungshemmend
und zellerneuernd

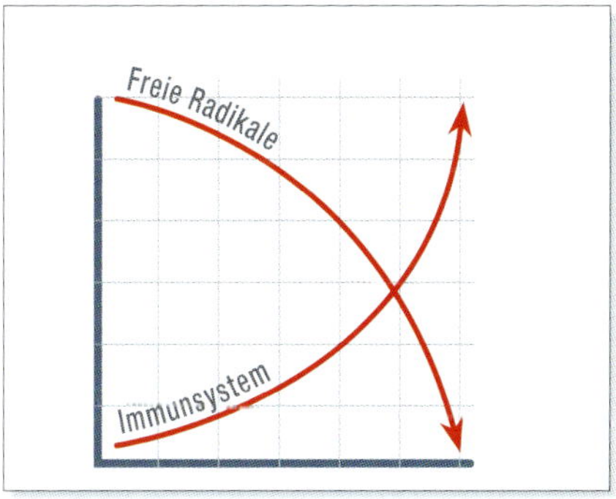

Universität Freiburg:
Stärkung des Immunsystem und Reduzierung
von oxidativem Stress

Die Studien des Instituts für zellbiologische Testsysteme bescheinigen Enzym-Hefezell-Präparaten, dass sie den Überschuss reaktiver Sauerstoffradikale neutralisieren, entzündungshemmend auf die körpereigenen Regulationssysteme wirken und deutlich immunstimulierend sind. Darüber hinaus konnte eine zellerneuernde und vitalisierende Wirkung belegt werden.

Ref.: Dartsch C. Tierversuchsfreie zellbiologische Untersuchungen zu förderlichen Wirkeffekten von „Sanuzella® ZYM sportsline" und „Zell Oxygen® Immunkomplex". Testbericht und Fachinformation (für Angehörige der Heilberufe nach § 12 LFGB). 15.11.2010

An der Universität Freiburg wurde die immunologische und antioxidative Regulation aufgrund einer Mikronährstoffzufuhr mit Dr. Wolz Hefezell-Präparaten untersucht.
Klinisch gesunde Personen nahmen täglich morgens 30 ml des Testprodukts ein. Ergebnis: ein signifikant positiver Einfluss auf die Blutkonzentration der freien Radikale.
Der Verzehr führt zu einem Absenken der Radikalkonzentration und einer möglichen Anpassung der antioxidativen Regulation.

Ref.: Deibert P, König D, Schaffner D, Stensitzky-Thielemans A, Fink B, Berg A.: Wirkung einer Nahrungsergänzung auf Basis von Enzym-Hefezellen auf Immunreaktion und oxidativen Stress bei klinisch gesunden Personen, in: Zeitschrift für Sport- und Präventivmedizin 2011 41/2, S.15-20

TEIL 7

Die Praxis

Das sagen die Anwender

Zum Schluss sollen in diesem Buch Menschen zu Wort kommen, die schon persönliche Erfahrungen mit Enzym-Hefezellen gemacht haben und aus eigener Erfahrung von den positiven Effekten der Enzym-Hefezellen auf Gesundheit und Vitalität berichten können:

Albert C. aus F.:

„Empfohlen vom Naturheilpraktiker bei einer Erkältung, brachte mich dieser Gesundheitstrunk binnen kürzester Zeit wieder auf den Damm. Sobald es wieder in der Nase juckt oder im Hals kratzt, oder aber während der Wintermonate als Vorsorge, nutze ich Enzym-Hefezellen."

Ruth D. aus N.:

„Mein Mann hat Makula-Degeneration und Bluthochdruck. Nach einer dreimonatigen Einnahme von Enzym-Hefezellen hat der Augenarzt bestätigt, dass das Fortschreiten der Makula-Degeneration zum Stillstand gekommen ist. Darüber sind wir sehr froh. Der Bluthochdruck hat sich normalisiert. Es ist aber zu bemerken, dass auch eine vitalstoffreiche Ernährung von Bedeutung ist und die Enzymhefezellen noch einen zusätzlichen Beitrag leisten. Aber gesunde Ernährung allein reicht nicht aus. Meinem Mann wurden Tabletten aus der orthomolekularen Medizin empfohlen, aber erst die Enzym-Hefezellen hatten den gewünschten Effekt, da der Inhalt aus natürlichen Substanzen besteht, welche vom Körper besser aufgenommen werden. Sehr empfehlenswert."

Martha P. aus L.:

„Ich nehme Enzym-Hefezellen jetzt seit einigen Wochen und muss sagen, dass ich mich tatsächlich besser und vitaler fühle!"

Paul S. aus W.:

„Ich habe Enzym-Hefezellen zur Unterstützung und Regeneration meines Immunsystems nach einigen grippalen Infekten in Folge gekauft. Ich trinke ca. 20-30 ml der sirupartigen Flüssigkeit mit einem halben Glas Fruchtsaft am Morgen oder nach einer Mahlzeit einmal täglich. Es enthält eine Vielzahl von Vitaminen, Mineralien und Spurenelementen, die alle rein natürlichen Ursprungs sind. Ich bin von der Wirkung und der Qualität der Enzym-Hefezellen überzeugt."

Renate D. aus P.:

„Von den Enzymhefezellen bin ich begeistert. Ich fühle mich fit, habe keine Erkältungen mehr und ansonsten gewinne ich immer mehr an körperlicher und seelischer Stabilität, habe viel mehr Kraft und Elan. Meine Rückenschmerzen (Arthrose im Lendenwirbelbereich) sind viel weniger geworden, obwohl ich die Enzym-Hefezellen erst seit drei Monaten einnehme. Trotz der vollwertigen Kost mit einem hohen Rohkostanteil aus dem biologischen Anbau fehlte es mir an Kraft. Erst seit der Einnahme der Enzym-Hefezellen fühle ich mich viel besser, so dass ich sie dauerhaft einnehmen werde."

Freya D. aus I.:

„Meine Tochter hat Neurodermitis besonders im Gesicht. Ich war bei verschiedenen Ärzten, jeder verschrieb mir eine Salbe – keine hilft. Eine Lehrerin in der Schule hat mir Enzym-Hefezellen empfohlen. Die haben meinem Kind super geholfen."

Hanni H. aus G.:

„Ich möchte Ihnen nur dankbar berichten, dass wir mit Enzym-Hefezellen die Colitis Ulcerosa meines Sohnes in den Griff bekommen haben."

Gisela S. aus P:

„Enzym-Hefezellen haben vor 34 Jahren bei meinem Vater, der Krebs hatte, sehr geholfen. Wir stellten damals auch die Ernährung um. Von seiner Krankheit kam nichts mehr zurück. Er nahm über Jahre Enzym-Hefezellen."

Jutta B, aus C.:

„Auf besserem Wege und schneller als Enzym-Hefezellen hat mir noch nie etwas wieder auf die Beine geholfen. Nach langer Zeit der Arbeitslosigkeit, einem nervenaufreibenden Prozess und ständig wachsender materieller Not war ich sowohl körperlich als auch seelisch total am Ende. Ärzte konnten nichts für mich tun und deshalb fühlte ich mich völlig verzweifelt und begann schon mit dem Leben in solcher Situation abzuschließen. Dann kam meine Tochter aus einem Lehrgang für Drogerieverkäuferinnen und erzählte mir von der positiven Wirkung der flüssigen Hefe. Ich begann sofort mit der Einnahme und bereits nach drei Tagen war ich wieder so fit, als wäre ich niemals in diesem schrecklichen Zustand gewesen. Natürlich habe ich die Enzym-Hefezellen weiterhin eingenommen und tue dies auch jetzt noch phasenweise alle paar Monate. Ich habe diese Wirkung tatsächlich wie eine wundersame Auferstehung empfunden."

Oliver K. aus L.:

„Ich nehme Enzym-Hefezellen seit längerer Zeit regelmäßig ein und stelle fest, dass dadurch meine Gesundheit, welche durch eine längerer schwere Krankheit beeinträchtigt war, wieder besser wird. Nachdem ich einige Mittel ausprobiert habe und oft allergische Reaktionen dadurch ausgelöst wurden, hat mir mein Apotheker Enzym-Hefezellen empfohlen. Ich habe seitdem nur gute Erfahrungen damit gemacht."

Karin B. aus R.:

„Ich habe schon drei Flaschen Enzym-Hefezellen aus der Apotheke abgeholt. Wir sind begeistert! Die Wirkung kann man sofort bemerken. Wir sind alle fit wie noch nie."

Emilie K. aus B.:

„Mein Mann ist wieder gesund durch den Glauben an die Kraft der Natur. Seit Januar nimmt er täglich 1 ½ Esslöffel Enzym-Hefezellen in einem rechtsdrehenden Joghurt.

Nach 5 Monaten war das Blutbild meines Mannes wieder sehr gut."

Ingrid F. aus B.:

„Zur Jahreswende erfuhren wir, dass mein Mann Darmkrebs hat und wenig später, dass er inoperabel ist. Da ich mich schon länger für gesunde Ernährung und für alternative Heilmethoden interessiere, las ich das Buch ‚Erfolgreiche biologische Krebsabwehr' von R.G. Seeger und S. Wolz. Zwischenzeitlich bekam mein Mann eine zweiwöchige Chemotherapie und eine Woche Strahlentherapie, weil die Metastasen bereits den Bauchraum ausfüllten. Beide Therapien brachten kein Ergebnis. Mein Mann entschloss sich zu einer sechswöchigen Therapie mit Enzym-Hefezellen. Anschließend stellte sich heraus, dass keine Krebszellen mehr vorhanden waren."

Ulrich L. aus J.:

„Ich war dreieinhalb Jahren wegen Blasenkrebs in Behandlung und habe insgesamt neun Laseroperationen überstanden. Durch den Hinweis eines Bekannten bin ich auf Enzym-Hefezellen gestoßen. Diese nehme ich seit über vier Monaten regelmäßig ein. Drei Wochen vor der letzten Laseroperation zeigten die Enzym-Hefezellen bereits Wirkung. Nach weiteren drei Monaten war der Blasenkrebs verschwunden."

Joachim B. aus S.:

„Mit Enzym-Hefezellen habe ich endlich etwas gefunden, was mir Besserung brachte. Ich leide sehr unter Tinnitus und totalen psychischen und physischen Zusammenbrüchen, ausgehend durch Fehlsteuerungen, die Schockzustände ‚befehlen'. Die Schulmedizin hat hier nur die Möglichkeit des Dampfens und die Homöopathie sucht zwar nach der Ursache, findet sie aber auch nicht. Umso glücklicher bin ich darüber, die Enzym-Hefezellen entdeckt zu haben. Denn seit dieser Zeit spüre ich Besserung, die Zusammenbrüche sind seltener und gemilderter."

Regina B. aus V.:

„Ich bin ein lebender Beweis dafür, dass ein gesund funktionierender Körper ohne Enzym-Hefezellen in diesem Zeitalter seine Funktion nicht mehr richtig ausüben kann. Außerdem hatte ich vor acht Jahren einen bösartigen Tumor, wurde chemotherapeutisch und chirurgisch behandelt und habe nach diesen schweren Therapien mein Immunsystem mit Hilfe von Enzym-Hefezellen wieder ‚in Schwung gebracht'."

Hadwig R. aus D.:

„Ich hatte mit 16 Jahren erste Beschwerden am Rücken, mit 36 Jahren dann eine Bandscheibenoperation. Inzwischen bin ich 68 Jahre alt und es hat sich natürlich alles verschlimmert. Nachdem ich viel Gutes über die flüssige Bierhefe gelesen hatte, kaufte ich mir Enzym-Hefezellen im Reformhaus. Nach ca. sechs Wochen stellte ich eine unwahrscheinlich tolle Besserung meines Wirbelsäulenproblems fest."

Dr. med. Hartmut K. aus L.:

„Von Enzym-Hefezellen werden sowohl von Ärzten, als auch von Patienten bemerkenswert positiv Resultate berichtet. In Japan werden Hefeextrakte, welche Glukane enthalten, in großen Mengen verkauft. Man muss annehmen, dass die gewaltige Steigerung der Lebenserwartung der Japaner auf den hohen Verbrauch von solchen Präparaten zurückzuführen ist."

Dr. med. Karl W. aus M.:

„Meine Frau und ich – in diesem Jahr 71 und 85 geworden – nehmen Enzym-Hefezellen regelmäßig ein. Es ist ganz unverkennbar, dass das Gesamtbefinden davon günstig beeinflusst wird. Bemerkenswert bei den schwereren Erkrankungen, wie sie hier vorzugsweisebehandelt werden, ist die Steigerung des Appetits, die Besserung der Darmflora und der Beitrag zur Beseitigung pathologischer Immunschwäche. Freilich lassen sich diese Effekte im Rahmen einer koordinierten multifaktorellen Ganzheitstherapie nicht isoliert beweisen, aber ich bin überzeugt, dass Enzym Hefezellen einen wesentlichen Teil zu dem in der Onkologie überhaupt erzielbaren Gesamterfolg beitragen."

Josef K. aus F:

„Meine Frau und ich nehmen seit etwa 30 Jahren täglich Enzym-Hefezellen, verdünnt mit Apfelsaft vor dem Frühstück. Ich wurde damals von einer Frau aufmerksam gemacht, die an Unterleibkrebs erkrankt war und nach einer Operation wieder völlig gesund wurde, ohne dass der Krebs auf andere Organe ausgestrahlt hatte. Sie hatte schon seit Jahren Enzym-Hefezellen eingenommen und war fest davon überzeugt, dass dies zur vollkommenen Gesundheit beigetragen hat."

Roswitha R. aus K.:

„Ich hatte Brustkrebs mit Metastasen und möchte jedem nur empfehlen, täglich Enzym-Hefezellen einzunehmen. Meine Ärzte sind über all meine Werte immer sehr begeistert und den anderen Mitpatienten hat es genauso geholfen. Es sind alle wichtigen Stoffe enthalten, die wir zu unserer gesunden Ernährung benötigen. Einfach mal probieren, am besten mit Apfelsaft einnehmen."

Marrienne U. aus Neuseeland:

"I am environmentally sensitive as well as dealing with several health issues and know that Enzyme Yeast Cells are already helping. I feel so much better and clearer in my head (meningo-encephalitis in 1969 and its attendant side effects) VBI (vertebra-basilar insufficiency) from a fractured neck in 1992 from an osteopathic misadventure – along with the severe vertigo episodes; and osteo arthritis which had made its appearance in the last 5 years. As a dancer this came as a shock as I had always been so active and recovery from surgery for a knee replacement two years ago has been slow and fraught with difficulties. So for me finding Enzyme Yeast Cells have been a godsend. I have already recommended this wonderful product to family members, friends and clients and we are all monitoring how we do. As you can see I am not dealing with minor things, I turn 70 years old on Wed and now look forward with confidence to the next 70 years!!!"

Marleen K. aus Australien:

"I am really looking forward to daily life with Enzyme Yeast Cells!!! That is because its beneficiaries work so well. So what else do I need? I don´t have to go to the doctor continually."

Kim H. aus den USA:
"I thought you might like to know that when I take Enzyme Yeast Cells I feel well, and if I forget to order it, after a few weeks I begin to feel though the life has been sapped out of me. This soon prompts me to reorder!"

Per-Eric T. aus Finnland:
"I can tell you that I have used regularly Enzyme Yeast Cells for many, many years now. As a pipe smoker I had before very often problems with the lungs but since taking Enzyme Yeast Cells all symptoms are gone. I will be 80 years old in September this year but still wondering how I can believe after 60 year of smoking. Perhaps Enzyme Yeast Cells are life givers. It is a pity that you cannot buy it here in Finland."

Enzym-Hefezellen sind ein einzigartiges Lebenselixier

Eine Zusammenfassung

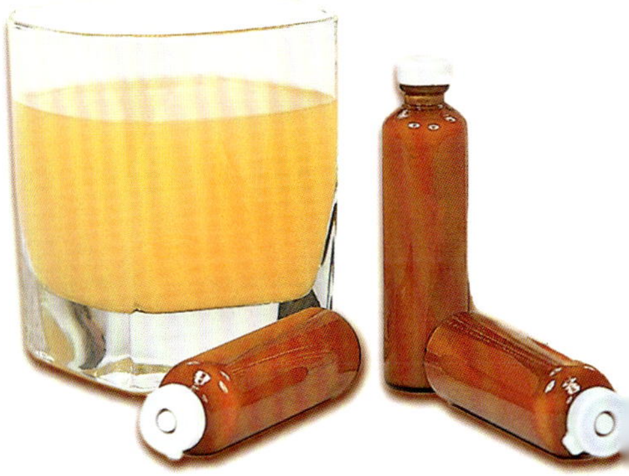

Nichts ist perfekter als die Natur selbst. In Obst und Gemüse finden wir zehntausende von unterschiedlichsten Wirkstoffen, die sich optimal ergänzen. Dazu gehören sekundäre Pflanzenstoffe, Vitamine, Mineralstoffe Enzyme und viele andere. Sie reduzieren nicht nur wirkungsvoll die Freien Radikalen, sondern unterstützen auch viele Stoffwechselprozesse in unseren Zellen.

Wie diese Vitalstoffe nun im Einzelnen zusammenwirken, ist bisher gerade mal in Ansätzen erforscht. Auf jeden Fall bewirkt die Zufuhr dieser Wirkstoffe eine Kettenreaktion, die so viele unterschiedliche Prozesse im Körper auslöst, dass selbst Wissenschaftler bisher noch keinen vollständigen Überblick haben. Diese umfassende Wirkung kann keine synthetische Vitaminpille leisten. Denn die Inhaltsstoffe werden isoliert, erhitzt und getrocknet und so aus ihrer natürlichen Matrix herausgerissen, in der sie in den Lebensmitteln normalerweise vorliegen.

Ganz anders bei den Enzym-Hefezellen: Sie entstehen durch eine mehrtägige Fermentation bei 32 Grad Celsius, bei der die Nährsubstanzen und Vitalstoffe mit Sauerstoff versorgt werden. Dadurch bleiben die wertvollen Inhaltsstoffe biologisch aktiv. Das heißt: Die Wirkstoffe liegen tatsächlich genauso vor wie in der Natur. Deshalb können sie vom menschlichen Körper wesentlich leichter aufgenommen und verwertet werden als synthetische Stoffe.

Aber Enzym-Hefezellen enthalten nicht nur alle Vitalstoffe in der gleichen bioaktiven Form, wie sie in Obst und Gemüse vorliegen, sie sind auch noch randvoll mit vielen weiteren bioaktiven Inhaltsstoffen wie Enzymen und Glucanen, die man in dieser konzentrierten Form in keiner einzige Obst- oder Gemüsesorte findet.

Vor diesem Hintergrund sind Enzym-Hefezellen hervorragend geeignet, die menschlichen Zellen, in ihren Funktionen zu unterstützen, indem sie sie mit Nährstoffen versorgen, ihre Entgiftung unterstützen und sie durch eine Stärkung der Immunabwehr vor Krankheitskeimen zu schützen. Besonders zu empfehlen sind diese mit Vitalstoffen voll gepackten Helfer daher für alle, die körperliche und seelische Belastungssituationen bewältigen und ihr Immunsystem stärken müssen – und für alle, die bis ins hohe Alter ein großes Maß an Lebensqualität erhalten wollen.

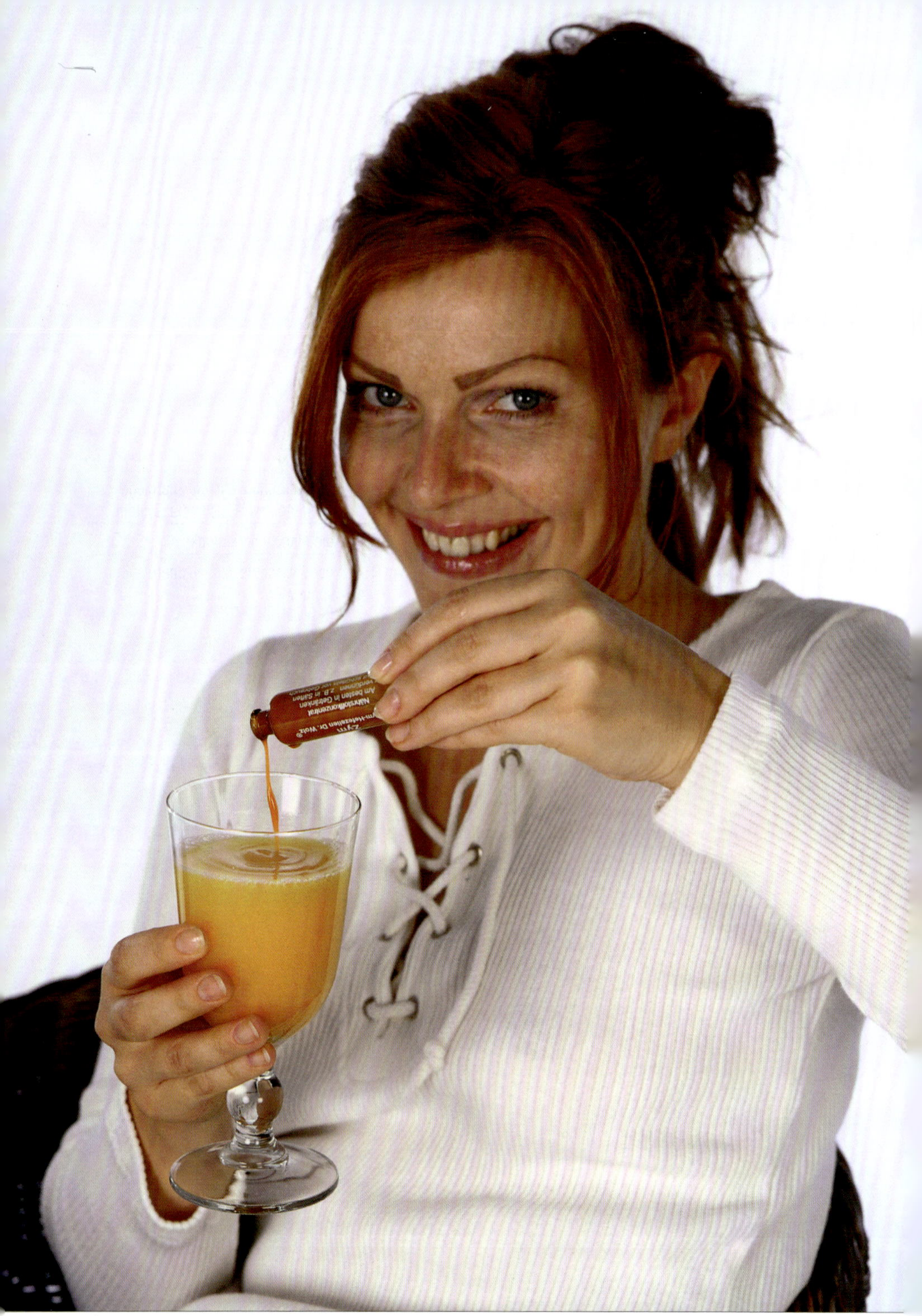
Dr. Wolz®
Nährstoffkonzentrat
Am besten in Getränken
z.B. in Säften

Vitalstoffe in den Enzym-Hefezellen

An dieser Stelle finden Sie noch einmal die wichtigsten Vitalstoffe, die in den Enzym-Hefe-Präparaten enthalten sind. Und Sie ersehen daraus, welche Bedeutung sie für den menschlichen Organismus haben.

Milchprodukte	wichtig u. a. für...
Vitamin B1	die Energiegewinnung und Energiespeicherung und die Funktion der Nerven
Vitamin B2	die Blutbildung, die Wundheilung, den Zellschutz
Vitamin B6	die Energiegewinnung aus der Nahrung und das Sehvermögen
Vitamin B12	die Stärkung des Nerven- und Immunsystems, die Steuerung der Zellteilung, den Muskelaufbau und als Katalysator im Eiweißstoffwechsel
Biotin	die Blutbildung und -gerinnung sowie den Aufbau des Nervensystems
Niacin	eine gesundes Haut und gesundes Haar sowie kräftige und stabile Nägel
Pantothensäure	eine gesunde Haut, das Nervensystem und den Fettstoffwechsel
Vitamin D	das Nervensystem und die Gesundheit von Haut und Schleimhäuten
Vitamin E	gesunde Knochen und das Immunsystem

Mineralstoffe

Kalium	die Regulation des Wasserhaushalts, die Übertragung von Nervenimpulsen auf Muskeln, den Eiweißstoffwechsel, eine gesunde Funktion des Herzens
Selen	den Schutz der Zellen vor Freien Radikalen, schädlichen Umwelteinflüssen und Giftstoffen sowie für das Immunsystem
Zink	das Immunsystem, die Zellteilung und -erneuerung, die Funktion verschiedener Hormone, das Wachstum von Kindern und Jugendlichen
Chrom	den Kohlenhydrat-, Einweiß- und Fettstoffwechsel

Enzyme und Coenzyme

Katalase	die Entgiftung
Cytochrom-Oxidase	die Entgiftung
Superoxiddismutase	die Entgiftung
Coenzym Q1 (NADH)	den Zellschutz und die Energiegewinnung sowie das Immunsystem
Coenzym Q6	die Mitochondrienfunktion
Coenzym Q10	den Zellschutz und die Energiegewinnung

Sekundäre Pflanzenstoffe

Anthocyane	den Zellschutz und den Schutz der Gene (C3G)
Lycopin	den Zellschutz und gesunde Knochon, Proctata und UV-Schutz
Quercetin	den Zellschutz und Allergieschutz

Zellwandbestandteile

Glucane	die Modulation des Immunsystems
Mannane	die Modulation des Immunsystems

Weitere bioaktive Substanzen

Cholin	die Entgiftung (Unterstützung der Leber)
Nucleotide	die Zellfunktion
Gluthation	die Entgiftung
mitochondriale DNA-Sequenzen	immunologische Prozesse und Virushemmung (Hefenukleinsäuren)

Glossar

Antioxidantien, antioxidativ

Substanzen (auch Oxidationshemmer oder Radikalfänger), die in der Lage sind, Freie Radikale zu binden

Bioverfügbarkeit

Bezeichnet Menge eines Wirkstoffes, die nach Verdauungsprozess und Zirkulation im Blut tatsächlich am eigentlichen Wirkort (z.B. Organ) ankommt

Coenzyme

„Hilfs-Enzyme“ die im Stoffwechsel oft nötig sind, damit Enzyme ihre Wirkung entfalten können

Darmflora

Gesamtheit der im Darm lebenden Pilze und Bakterien. Eine gesunde Darmflora ist wichtig für das Immunsystem.

DNA

Desoxyribonukleinsäure – Träger der genetischen Informationen innerhalb der Zelle

Enzyme

Eiweißstoffe, die Stoffwechselreaktionen steuern

fermentierte Lebensmittel

Lebensmittel aus rohen oder erhitzten Lebensmittelrohwaren pflanzlichen oder tierischen Ursprungs mit charakteristischen Eigenschaften, die wesentlich von Mikroorganismen und/oder Enzymen beeinflusst wurden

Freie Radikale

Instabile und hoch reaktive Atome, die Zellmembrane schädigen und DNA zerstören

Hefe

Einzelliger Pilz mit zahlreichen gesundheitsfördernden Eigenschaften

Immunglobuline (IgA)

Antikörper (Abwehrzellen), die sich an Krankheitserreger anheften und sie auf diese Weise markieren, so dass sie von den Fresszellen gefunden und gefressen werden können

Immunmodulation

Positive Beeinflussung des Immunsystems durch bestimmte Substanzen (z. B. Enzym-Hefezellen)

kardiovaskulär

das vom Herzen ausgehende Gefäßsystem betreffend

Lymphozyten

Weiße Blutkörperchen, die im Immunsystem eine wichtige Rolle spielen

Makrophagen

Sonderform der weißen Blutkörperchen (Fresszellen), die Fremdkörper und Zelltrümmer abbauen, sind auch an der Abwehr von Entzündungen beteiligt

Mitochondrien

Zellbestandteile, die zur Energiegewinnung der Zelle dienen („Zellkraftwerke")

ORAC

Messeinheit, um die Fähigkeit von Lebensmitteln zu messen, Freie Radikale zu binden. (Oxygen Radical Absorbance Capacity)

pathogen

krankmachend

Probiotika, probiotisch

Lebensmittel mit lebenden Mikroorganismen (z. B. fermentierte Lebensmittel), die einen positiven Effekt auf die Darmflora und die Gesundheit haben

Proteine

Eiweiß – aus Aminosäuren zusammengesetzte Naturstoffe des Körpers, die vielfältige Funktionen im Körper erfüllen

Sauerstoff-Enzym-Fermentation

Herstellungsverfahren für die Enzym-Hefezellen

Sauerstoffmangelsyndrom

Durch Freie Radikale verursachte Schädigung der Mitochondrien und damit der Zellatmung

Thrombozyten

Blutplättchen; dienen der Blutgerinnung

Vitalstoffe

Bezeichnung für alle für die Gesundheit des menschlichen Organismus notwendigen oder förderlichen Substanzen (außer Eiweiß, Kohlenhydrate und Fett)

Zelle

Grundlegende Einheit aller Lebenwesen

Zytokine

Proteine, die für die Kommunikation der Immunabwehrzellen (Leukozyten) untereinander notwendig sind

Literatur

Berg A., König D., Halle M., Grathewohl D., Weinstock C., Northoff H, Keul J.: Wirkung eines biologischen Kombinationspräparates auf Enzym-Hefezellbasis auf Muskelstress und Immunsystem. Sonderdruck aus der Deutschen Zeitschrift für Sportmedizin 1997; 48 (11/12): 1–7

Berg A.: Hefe macht's möglich. Schnellere Regeneration durch Enzym-Hefezellen. Sonderdruck in Medical Sports Network 2007; 2: 34 f

Bøgwald J., Johnson E, Seljelid R.: The cytotoxic effect of mouse macrophages stimulated in vitro by a beta-1,3-D-glucan from yeast cell walls. In: Scand J Immunol. 1982 Mar;15(3):297-304.

Buist RA.: Oxygen Starvation Syndroms: A role for Zell Oxygen. International. Clinical Nutrition Review 1994

Dartsch C.: Tierversuchsfreie zellbiologische Untersuchungen zu förderlichen Wirkeffekten von „Sanuzella® ZYM sportsline". Testbericht und Fachinformation (für Angehörige der Heilberufe nach § 12 LFGB). 15.11.2010

Dartsch C.: Tierversuchsfreie zellbiologische Untersuchungen zu förderlichen Wirkeffekten von „Zell Oxygen® Immunkomplex Dr. Wolz". Testbericht und Fachinformation (für Angehörige der Heilberufe nach § 12 LFGB). Innovations in Food Technology 2010.

Deibert P, König D, Schaffner D, Stensitzky-Thielemans A, Fink B, Berg A.: Wirkung einer Nahrungsergänzung auf Basis von Enzym-Hefezellen auf Immunreaktion und oxidativen Stress bei klinisch gesunden Personen. Posterpräsentation im Rahmen der „7. Jahrestagung der DGKL" in Mannheim 2010. Clin Chem Lab Med 2010; 49: A103–104

Deibert P, König D, Schaffner D, Stensitzky-Thielemans A, Fink B, Berg A.: Wirkung einer Nahrungsergänzung auf Basis von Enzym-Hefezellen auf den oxidativen Stress bei klinisch gesunden Personen. (Publikation in Vorbereitung)

Döll M.: Hefe - Renaissance eines alten Naturheilmittels. In: Erfahrungsheilkunde 5 (2002), Sonderdruck

Dörling E.: Erhaltung der Leistungsfähigkeit, Vitalisierung, Leistungstraining und Minderung von altersbedingten Abbauerscheinungen. HP-Heilkunde 1983; Sonderausgabe

Dörling E.: Anwendungsbeobachtung Sanuzella plus. Hamburg 1991

Eder, G.: Über den therapeutischen Nutzen von Hefezellen – ein historischer Überblick. Frankfurt/M. 2010

Hagemann, P.: Enzym-Hefezellen in Prävention und Therapie, Stuttgart 2011

Hamm M, Berg A.: Fit-Faktor Enzym-Hefezellen. Stuttgart 2006

Harms HK, Bertele-Harms RM, Bruer-Kleis D.: Enzyme substitution therapy with the yeast Saccaromyces cervisiae in congenital sucraseisomaltase deficiency. In. 1987 J Med 316: 1306-1309

Hong F, Hansen RD, Yan J, Allendorf DJ, Baran JT, Ostroff GR, Ross GD.: Betaglucan functions as an adjuvant for monoclonal antibody immunotherapy by recruiting tumoricidal granulocytes as killer cells. In: Cancer Res. 2003 Dec 15;63(24):9023–31.

Institut Prof. Dr. Georg Kurz GmbH: Prüfbericht Zell Oxygen® Immunkomplex Dr. Wolz vom 22.7.2010

Jahn HU, Zeitz M.: Immunmodulatorische Wirkung von Saccharomyces boulardii beim Menschen. In: Seifert J, Ottenjann R, Zeitz M, Bockemühl J (Hrsg) Ökosystem Darm III. Berlin Heidelberg New York London Paris Tokyo Hongkong Barcelona Budapest 1991: 159-164

Jarasunas S.: Ageing, cancer and free radicals, Lissabon und Zell Oxygen, Lissabon 1991

Jettke R.: Nahrungsergänzungsmittel im Sport. Auswertung einer Studie zur Wirkung eines biologischen Hefeenzym-Kombinationspräparates auf die Regeneration junger leistungsorientierter Rudersportler. [Diplomarbeit an der Hochschule für Angewandte Wissenschaften Hamburg, Fachbereich Ökotrophologie]. Hamburg; 2003

Kanai K, Kondo E.: beta-1, 3 glucan as an immunopotentiator against experimental tuberculous infection in mice. In: Kekkaku. 1980 Aug;55(8):371–4.

König D, Keul J, Berg A et al.: Einfluss einer 6-wöchigen Nährstoffintervention mit enzymaktiven Hefezellen und Antioxidantien auf Belastungsstress und Antioxidantienstatus. WMW 149 (1999), 13-18

Di Luzio NR, Williams DL, Sherwood ER, Browder IW.: Modification of diverse experimental immunosuppressive states by glucan. In: Surv Immunol Res. 1985;4(2):160–7.

Liu J, Gunn L, Hansen R, Yan J.: Combined yeast-derived beta-glucan with anti-tumor monoclonal antibody for cancer immunotherapy. In: Exp Mol Pathol. 2009 Jun;86(3):208–14. Epub 2009 Jan 21.

Mashiba H, Matsunaga K.: In vitro activation of human adherent cells by a glucan, Schizophyllan. In: Jpn J Exp Med. 1983 Aug;53(4):195–8.

Matsumoto Y, Yamada M, Amagai T.: Yeast glucan of Pneumocystis carinii cyst wall: an excellent target for chemotherapy. In: J Protozool. 1991 Nov- Dec;38(6):6S–7S.

Pereda Gonzales P.: Estudio a doble ciego de la efectividad de Sanuzella ZYM sobre la capacidad fisica en el hombre. Valladolid; 1999

Reglin F.: Enzymhefepräparate: wertvolle Unterstützung für Zellatmung und Immunsystem. In: PRAXIS-telegramm 5 (1998), Sonderdruck

Schmidt S.: Redoxsysteme und Fermente der speziell ge züchteten Hefezelle gegen Stoffwechselerkrankungen, Tumorerkrankungen, Arteriosklerose, Lebererkrankungen. EHK 1974; 23 (4):

Seeger P.G.: Erfolgreiche biologische Krebsabwehr durch Ursachenbekämpfung. Neuwied 2001 (5. Auflg.)

Sonck E., Stuyven E, Goddeeris B, Cox E.: The effect of beta-glucans on porcine leukocytes. In: Vet Immunol Immunopathol. 2010 Jun 15;135(3-4):199-207. Epub 2009 Dec 5.,

Spiller W.: Lebensaktive Enzyme. Das Power-Prinzip der Gesundheit. Weil der Stadt 2001

Stickl H.: Das Immunverhalten des Menschen nach Einnahme von Hefe: Natura Med 3 (1987): 156-157

Stuwe B, Arnoldi J, Saß W, Seifert J.: Immunologische Folgereaktionen nach Saccharomyces boulardii-Applikation. In: Seifert J, Ottenjann R, Zeitz M, Bockemühl J (Hrsg) Ökosystem Darm III. (1991) Berlin Heidelberg New York London Paris Tokyo Hongkong Barcelona Budapest: 152-157

Stuwe B, Seifert J.: Verminderung der Sauerstoffradikalbildung durch Saccharomyces boulardii. In: Bockemühl J, Ottenjann R, Zeitz M, Lux G (Hrsg) Ökosystem Darm IV. (1993) Berlin Heidelberg New York London Paris Tokyo Hongkong Barcelona Budapest: 88-99

Wolz G.: Saccharomyces cerevisiae. Beeinflusst Kulturhefe das Wachstum von Candida albicans? In: Praxis – telegramm 1/1999

Wolz S.: Schach dem Sodom und Gomorrha. Lichtblicke für alle. Neuwied 1987

Die Autoren

Prof. Hademar Bankhofer

Prof. Hademar Bankhofer ist einer der führenden Medizin-Publizisten für die Themen Prävention, Naturarzneien, Hausmittel und gesunde Ernährung im deutschsprachigen Raum und in vielen anderen europäischen Ländern. Millionen kennen ihn aus Fernsehen, Hörfunk, Seminaren, aus Zeitungskolumnen und aus seinen Ratgeber- Büchern, durch die er zum Bestsellerautor geworden ist. Er folgte vor einigen Jahren ehrenvollen Einladungen an die Harvard- und an die Tufts-Universität, aber auch an die Universität von North Carolina. Er war acht Jahre lang Lehrbeauftragter an der Universität Leipzig und arbeitet seit über 20 Jahren eng mit dem Institut für Sozialmedizin an der Universität Wien zusammen. 1991 erhielt er über Vorschlag der Universität Wien vom Wissenschaftsministerium für seine populärwissenschaftliche Arbeit den Berufstitel »Professor«. 2008 wurde er in Deutschland zum »Medizin-Guru des Jahres« gewählt. Kurz darauf wurde ihm der »Deutsche Preis für Gesundheits-Aufklärung« verliehen. Seit 2009 ist er der Leiter des Bankhofer-Zentrums an der internationalen Akademie für medizinische Kommunikation in Bad Füssing. In seiner Heimat ist er Lehrbeauftragter der Österreichischen Gesundheits-Akademie. Seine Bücher – darunter einige Bestseller – werden nicht nur in Deutschland, Österreich und in der Schweiz gelesen, sondern auch in Finnland, Frankreich, Russland, Polen, Tschechien, Slowakei, Holland, Ungarn, Littauen und neuerdings auch in China. Er präsentiert beim österreichischen Privat-Fernsehsender „SCHAU TV", der via Satellit auch in Deutschland empfangen werden kann, sein Gesundheits- und Wellness-Magazin „Einfach Bankhofer" und moderiert im deutschen Bibel-TV die erfolgreiche Serie „Alte Hausmittel – moderne Naturarzneien", von der bereits 20 Folgen ausgestrahlt wurden. Bankhofer, der seit über 40 Jahren in den Printmedien als Medizin-Publizist tätig ist und seit 28 Jahren Gesundheit im Fernsehen und Hörfunk präsentiert, war einer der ersten, der bereits vor 20 Jahren über die faszinierende Wirkung von Enzym-Hefezellen berichtet hat.

Dr. Mathias Oldhaver

Medizinjournalist und Gesundheitsexperte Dr. Mathias Oldhaver beschäftigt sich schon seit vielen Jahren intensiv mit Enzym-Hefezellen. Zahlreiche Fachartikel in naturheilkundlich orientierten Fachzeitschriften und mehrere Fernsehauftritte haben ihn einem gesundheitsinteressierten Publikum bekannt gemacht. Oldhaver war viele Jahre in leiten-